Maurício Porto
ACOMPANHAMENTO TERAPÊUTICO

Acompanhamento terapêutico
Maurício Porto

© Maurício Porto
© n-1 edições, 2022
ISBN 978-65-81097-38-7

Embora adote a maioria dos usos editoriais do âmbito brasileiro, a n-1 edições não segue necessariamente as convenções das instituições normativas, pois considera a edição um trabalho de criação que deve interagir com a pluralidade de linguagens e a especificidade de cada obra publicada.

COORDENAÇÃO EDITORIAL Peter Pál Pelbart e Ricardo Muniz Fernandes
DIREÇÃO DE ARTE Ricardo Muniz Fernandes
ASSISTÊNCIA EDITORIAL Inês Mendonça
EDIÇÃO EM LaTeX Paulo Henrique Pompermaier
CAPA Érico Peretta

A reprodução parcial deste livro sem fins lucrativos, para uso privado ou coletivo, em qualquer meio impresso ou eletrônico, está autorizada, desde que citada a fonte. Se for necessária a reprodução na íntegra, solicita-se entrar em contato com os editores.

2ª edição | Novembro, 2022
n-1edicoes.org

Maurício Porto
ACOMPANHAMENTO
TERAPÊUTICO

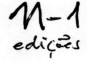

Introdução 7

I ORIGENS 13
Greta e Nonato 15
Quando a saúde é pública 29

II CLÍNICA 51
A língua do silêncio 53
A violência da instauração 63
Transferências no acompanhamento terapêutico 79
Mais da transferência 105
Como armamos um acompanhamento terapêutico 117
Da arte íngreme de furar paredes 133
Uma clínica do deslocamento 147
Acompanhamento terapêutico: Clínica na cidade 161
A pólis arquipélago 173

III CAMPO 189
Comunidade de nossas experiências 191
Associações e Associação 205

Posfácio à segunda edição 211
Bibliografia 215

Introdução

Muitas vezes, um livro surge porque seu autor deseja que seja o livro a maneira de dar forma para determinada temática. Nestes casos, uma vontade de livro existe no autor, e é esta vontade que nutre e organiza sua aparição. Antes de escrever a primeira linha, o livro é uma realidade em algum recanto no autor – está nele a semente – e ele passa a gestá-lo e a desenvolvê-lo em uma narrativa. Noutras vezes, o caminho é justamente o contrário. O livro é o derradeiro produto de uma narrativa que antes foi realizada de outros modos, mirando outros panoramas, sem considerar a forma livro no horizonte de sua realização.

É o caso desta obra: após um extenso percurso trilhado no campo do acompanhamento terapêutico – que consistiu em atendimentos clínicos, supervisões de caso, estudos teóricos, mesas redondas, encontros, congressos, escritos dispersos, publicações eventuais, tudo isto produzindo pensamento a respeito do acompanhamento terapêutico –, surge agora um efeito disso tudo: um livro. Durante todo o tempo de prática e de reflexão em torno do acompanhamento terapêutico, sempre nos ativemos ao instante circunscrito de sua realização, sem jamais considerar esta mais recente possibilidade que agora se concretiza. Portanto, este livro sobre acompanhamento terapêutico é obra de um efeito *a posteriori*, imprevisto.

Esta obra reúne uma série de escritos – parte deles foi publicada originalmente como capítulos de revistas e coletâneas variadas ou lida em alguns dos muitos encontros de acompanhantes terapêuticos – que se manteve dispersa ao longo de mais de trinta anos de trabalho com o acompanhamento terapêutico. Agora organizados em uma sequência de capítulos, estes escritos deixam entrever um conjunto do qual é possível extrair pistas para compreender uma clínica do acompanhamento terapêutico.

A experiência de lidar com situações de intenso sofrimento psíquico, na maior parte das vezes o sofrimento psicótico, determinou a invenção do acompanhamento terapêutico e continua a determinar as características das formulações clínicas e teóricas desta prática. Podemos recusar esta "exigência de trabalho" imposta pelas situações típicas do acompanhamento terapêutico, parafraseando Freud (1915, p. 117), ao tratar da energia pulsional e seus destinos.

Mas se aceitarmos o desafio a que somos impelidos por estarmos impulsionados por esta clínica que acontece a céu aberto, necessariamente pensaremos afetados pela interpenetração de terapêutica e geografia; e mais especificamente para nós, pela interpenetração de psicanálise, geografia e antropologia. Pensaremos a cartografia desejante a partir de um inconsciente topográfico e de uma geografia afetiva...

É por causa desta conjugação particular que a noção de transferência – precioso legado psicanalítico, chão absoluto dos trabalhos terapêuticos, superfície necessária para compreender e tornar operativo os processos de tratamento – ganha aqui um conjunto de outras compreensões, inspiradas na "escuta nômade", como propõe Ghertman (2009, p. 17), na "fala pedestre", como propõe Certeau (1999, p. 177), no "praticável", como propõe Oury (1983, p. 422), ou ainda, no "penetrável", como propõe Oiticica (*apud* Favaretto, 2000, p. 64).

Estas indicações são efeitos de uma condição única do acompanhamento terapêutico, a saber, a indeterminação de seu *setting*, sua não localização. Uma vez que o encontro entre o acompanhante terapêutico e o acompanhado não possui um ponto de partida específico, uma vez que o lugar de encontro não é nem fixo nem predeterminado, tanto o acompanhante terapêutico quanto o acompanhado vivem deslocados de seus *habitat*, de maneira genérica. Isso acontece tanto porque o acompanhante terapêutico não é dono de um local de trabalho que lhe pertence como sua propriedade privada (ao contrário, ele prefere se deslocar até onde está o acompanhado) quanto porque o acompanhado em situação de intenso sofrimento psíquico costuma sofrer um duplo deslocamento: está desabitado de si mesmo e está apartado dos laços sociais.

A consequência desta impossível predeterminação e desta não localização é o que escolhemos chamar de "grau zero do encontro": entre o acompanhante terapêutico e o acompanhado tudo está por acontecer, tanto no que diz respeito às relações de afeto (da mesma maneira como a noção de transferência nos permite compreender) quanto no que diz respeito à configuração dos próprios espaços que darão lugar para um e para outro. Podemos afirmar, então, que o ponto de partida do trabalho de acompanhamento terapêutico não é o acompanhante terapêutico nem o acompanhado, e sim o encontro entre os dois. Podemos afirmar que primeiro está o "grau zero do encontro" e que os sujeitos estão em segundo, ou seja, aquilo que se produz em cada um a partir do encontro entre um e o outro.

Isso significa ir na contramão das filosofias do sujeito. Como nos lembra Lazzarato (2006), de Kant a Husserl é a ontologia da relação sujeito/objeto que explica a constituição de si e do mundo. Para Hegel, é o trabalho e a troca que fazem o homem superar sua condição de animal e destacar-se de todo o resto. Portanto, desde Hegel, o trabalho se torna uma categoria totalizante e universal que define uma ontologia. O trabalho eleva o homem à condição de princípio de todas as coisas na sua forma "sujeito". Por intermédio das relações de produção, o homem singular encontra sua satisfação subjetiva e, ao mesmo tempo, responde às necessidades dos outros; assim, a dialética do singular e do universal se realiza na divisão do trabalho.

Mas é Marx quem, referido na mesma ontologia da relação sujeito/objeto, fará do trabalho a atividade genérica do homem como aquilo que constitui a si mesmo e ao mundo. À universalidade abstrata do sujeito, já concebida em Hegel, Marx opõe a universalidade também abstrata do objeto (a mercadoria) como uma ação do sujeito que se expressa no objeto. Por isto, a constituição do mundo é pensada como exteriorização do sujeito no objeto, pela objetivação das relações subjetivas.

Aqui, não se escapa das filosofias do sujeito que, ao fazerem da categoria trabalho o universal que alça o animal homem à condição de ser humano, impõem a preexistência deste sujeito humano como ponto de partida necessário para a produção dos objetos que fatalmente decorrerão deste sujeito preexistente.

A crença nesta superioridade do ser faz que exista antes o sujeito e, depois, por consequência, os objetos (tanto o mundo quanto o si mesmo) como exteriorização dialética do sujeito nos objetos. Nesta síntese dialética só há, na verdade, Um: o objeto jamais será "outro", ele permanecerá reduzido à antítese do próprio sujeito. Sempre secundários em relação ao sujeito primordial, os objetos são pura decorrência negativa do sujeito mesmo, como sínteses decaídas que não escapam à mesmidade do sujeito.

Escreve Tarde (1895):

> Toda a filosofia fundou-se até agora no verbo *Ser* cuja definição parecia a pedra filosofal a descobrir. Pode-se afirmar que, se tivesse sido fundada no verbo *Haver*, muitos debates estéreis, muitos passos do espírito no mesmo lugar, teriam sido evitados. Deste princípio, *eu sou*, é impossível deduzir, mesmo com toda sutileza do mundo, qualquer outra existência além da minha; daí a negação da realidade exterior [...]. Esta abstração vazia, o ser, jamais é concebida senão como a *propriedade* de alguma coisa, de um outro ser, ele próprio composto de *propriedades*, e assim por diante indefinidamente. No fundo, todo o conteúdo da noção de ser é a noção de haver (p. 113).

Então, neste universo que parece ser sem outro, como dar conta deste sujeito que preexiste no Nada? Como este sujeito poderia existir sem jamais ter sido tocado pelo exterior? De que barro ele saiu, por qual sopro ele entrou? Como dar conta de um mundo que não seria mais do que a parcialização deste sujeito preexistente surgido de antes do mundo?

Por que não pensarmos, então, como dissemos antes, que os sujeitos e os objetos não são ponto de partida, como rezam as filosofias do sujeito, e sim ponto de chegada de um processo de transferências que começa só depois do encontro, em um futuro anterior? Não estaremos, assim, melhores instrumentados para a clínica do acompanhamento terapêutico, essa clínica deslocalizada e em deslocamento?

Deste modo, estaremos certamente mais simpáticos às noções que supõem não um psiquismo que está predeterminado pelos instintos, mas sim processos de subjetivação que se produzem na pulsionalidade, nas fronteiras entre o somático e o psíquico; processos de subjetivação que se criam, de modos singulares, a partir da produção de um campo de relações libidinais – entendendo de relações libidinais, seja como amor/ódio, seja como édipo, como linguagem, como ambiente ou como cultura. Um sujeito que não é a realização de uma preexistência, mas é a potencialidade de possíveis que se atualizam a partir das relações que ele estabelece com o mundo.

E, sobretudo, certamente estaremos mais simpáticos à ideia de Freud (1921) de que:

> Na vida psíquica do ser individual, o Outro é via de regra considerado enquanto modelo, objeto, auxiliador e adversário, e portanto a psicologia individual é também, desde o início, psicologia social, em um sentido ampliado, mas inteiramente justificado (p. 14).

Um sujeito ao mesmo tempo individual e social, ao mesmo tempo dentro e fora, talvez de estatuto semelhante ao que vislumbramos em Deleuze (1987) quando escreve sobre Foucault que "[...] o fora não é um limite rígido, mas uma matéria movente animada de movimentos peristálticos, de pregas e dobras que constituem um dentro: não algo diferente do fora, mas, exatamente, o dentro *do* fora" (p. 130).

Ao longo dos capítulos deste livro consideraremos necessariamente não preexistentes tanto o sujeito e seus processos de subjetivação quanto o trabalho que o acompanhante terapêutico realiza com este sujeito. Consideraremos o acompanhado e o acompanhante terapêutico individuais e sociais se constituindo reciprocamente na produção da relação transferencial que ambos sustentam. O que está antes em um e outro se atualiza no momento e a partir do primeiro encontro.

Igualmente, consideraremos o próprio campo do acompanhamento terapêutico um campo dos efeitos de suas próprias práticas e sistematizações, poroso, móvel, ambulante, nem dentro nem fora, simpático a certa instabilidade. Neste campo, os acompanhantes terapêuticos podem continuar sendo, cada um, um coletivo de suas próprias experiências.

PARTE I

ORIGENS

Greta e Nonato

O fato de o acompanhamento terapêutico ser uma prática que acontece, sobretudo, fora das instituições de tratamento – ou seja, em praças e shoppings, nas ruas, nas salas de espera de consultórios, nas escolas, nas casas, nos quartos – aciona, nos acompanhantes terapêuticos, uma sensibilidade aguda para captar o que se passa nos espaços públicos. Esta percepção particular constitui a própria "escuta" na clínica do acompanhamento terapêutico. Trata-se de uma escuta amplificada, que considera as relações de palavras tanto quanto as relações de coisas – que, às vezes, são representadas pelas palavras – como elementos que compõem uma única narrativa.

Este texto foi apresentado em abril de 1994 por ocasião do II Encontro Paulista de Acompanhamento Terapêutico, organizado pela equipe de acompanhantes terapêuticos de A Casa e realizado na Pontifícia Universidade Católica de São Paulo, na cidade de São Paulo. Foi publicado posteriormente no livro Crise e cidade: acompanhamento terapêutico *(1997)*[1].

Aqui, o texto pretende fazer alusões a esta sensibilidade particular adquirida por um acompanhante terapêutico em função de um tipo de atenção que utiliza o corpo inteiro. Trata-se de uma espécie de "atenção corpo-flutuante" que ele também desenvolve para poder escutar o acompanhado nos mais diversos lugares: o "aparelho de escutar" é o corpo inteiro, e a fala escutada, para além das palavras, é o cotidiano na geografia do mundo.

Que sujeito pode se tornar aquele que é atravessado pelo constante fazer do acompanhamento terapêutico? Do que um acompanhante terapêutico pode ser capaz?

---

1. EQUIPE DE ACOMPANHANTES TERAPÊUTICOS DE A CASA (Org.) *Crise e cidade*: acompanhamento terapêutico. São Paulo: Escuta, 1997.

Por muito tempo, foi possível exilar e esconder melhor a pobreza nas periferias de São Paulo. Por muito tempo, as partes mais ricas da cidade conseguiram ficar livres desta incômoda presença. Por exemplo, nos últimos anos, os viadutos que formam o entroncamento das avenidas Paulista, Rebouças, Dr. Arnaldo e Angélica, tornaram-se corredores de instalações. Agora, as marquises sob os viadutos insistem em ser ocupadas pelos miseráveis sem-teto, que buscam um refúgio. Frequentemente a polícia aparece ali, de surpresa, para limpar esta nobre área, expulsando os invasores indesejáveis, e restaurar, assim, o cartão postal da prosperidade paulistana. É um jogo de gato e rato: a polícia enxota esses ocupantes, a limpeza pública varre as calçadas, a imagem se restabelece, os miseráveis vagam uns dias por praças da redondeza, mas aqueles tetos de cimento ainda são as melhores proteções. E eles retornam, mesmo que para mais uma curta temporada. Que esse "pega-pega" sombrio aconteça também em uma região tão cobiçada da cidade, apenas sinaliza o grau de extrema deterioração de nossas condições de vida.

É uma longa série enfileirada de imaginárias casas-quarto. Caixas de papelão abertas, fazendo as vezes de paredes, delimitam o tamanho da propriedade. As paredes feitas com caixas de supermercado pertencem a casas não tão suntuosas quanto as de paredes armadas por caixas que embrulharam uma geladeira Frigidaire. Os cantos e as esquinas das marquises são o lugar mais cobiçado, já que aproveitam duas paredes de concreto, melhorando a estabilidade da construção. Os habitantes destes pedaços são os aristocratas do viaduto. Alterando a estética destas construções, tem surgido um novo tipo de casa, recente neste entroncamento: nas chamadas caixas perdidas, aqueles pedaços da concretagem que ficam entre a rua de cima, a rua que vem do túnel vai subindo para encontrar-se com a rua de cima, da parede erguida neste vão triangular que vai até a junção da rua de baixo e da rua de cima, estabelece-se a casa-buraco. A casa-buraco surge quando se quebra um pedaço desta última parede, fazendo dela a porta de entrada para o espaço vazio que então se abre como um cômodo.

Às vezes, há um sofá estragado dentro da "casa", ou uma cadeira de três pés que escapou de virar lenha de fogueira. As latas são a moeda corrente em todas estas habitações; elas são de diversos tamanhos, de diversos materiais, de diversas procedências. Há galões de tinta Suvinil, latas planas de marmelada Cica, latões de óleo Mazzola, potes de margarina Becel, latas grandes de tinta Coral, latas retangulares de azeite Carbonell, latinhas de ervilhas selecionadas Jurema, latas medianas de palmito Alvarão, latas maiores de pêssegos em calda. As latas funcionam, dependendo do tamanho e da consistência, como prato, caixa d'água, chuveiro, fogão, armário, privada, caneca, faca e colher. A ausência de saneamento, esgotos e coleta de lixo, aliada à falta de higiene destas pessoas, enche o ambiente de degradação. Moram nestes espaços famílias inteiras, casais, ou ajuntamentos variados. É uma cidade em fila, uma cidade-linguiça.

Outro dia, eu ia de carro, saindo daquele buraco que começa na Avenida Dr. Arnaldo, quase entrando na Avenida Paulista. O sinal fechado deu-me a chance de ver um episódio. Estava diante de uma destas casas aristocráticas, duas paredes de concreto e duas de papelão. Dentro da casa, uma família: a mãe e mais cinco ou seis crianças e adolescentes, destes que vendem balas ou pedem trocados nas esquinas da cidade. No suposto portão desta casa, uma outra mulher, um pouco mais jovem do que a primeira, com um bebê no colo envolto em trapos. Ambas discutiam, a mãe mais jovem pedindo para entrar, clamando um lugarzinho para seu bebê pequeno. A outra mulher impedia-lhe a entrada, dizendo que se ela lhe abrisse a porta, não mais a fecharia para outras tantas pessoas em situações igualmente aflitivas. Uma tentando convencer e a outra resistindo, penosamente. Ainda pude ver a jovem mãe desistindo, resignada, subindo a rua, com seu filhinho no colo, chorando silenciosamente. Há não sei quanto tempo já abrira o sinal. As buzinas me mandavam ir em frente, e eu, marejado, não sabia o que fazer.

Nossos bravos motoristas sabiam! Eles se impacientavam com minha demora, que somente lhes atrapalhava o destino certeiro e o ritmo inquebrantável. De repente, tornara-me uma peça que não obedecia ao fluxo da avenida, um espécime em negativo, um Chaplin perseguindo a rosca não apertada, atropelando os companheiros na linha de produção dos "tempos modernos". Todos buzinavam e acho que me xingavam: veado, corno, filho da puta, filho de um burro, bunda-mole, seu puto, seu merda, cuzão, anta... Não vou falar do resto... O motor do meu carro "morreu" e, para meu desespero, teimava em não pegar novamente. Não tenho o costume de escutar, de uma só vez, tantas qualidades a meu respeito. Comecei a enxergar, em cada carro que passava, uma nave espacial guerreando nas estrelas, programada para destruir o âmago do império do mal no qual eu me transformara; via em cada motorista um gladiador do trânsito usando todos seus recursos para me aniquilar e vomitando toda sua ira contra o ser que lhe interrompia a direção e atrasava-lhe a chegada. Percebia que eles festejavam se me acertavam em cheio, como se eu fosse o demônio da desordem. Uma fila irritada esboçou-se atrás de mim. Todos os que conseguiam me ultrapassar pareciam aliviados por estarem retomando o caminho preestabelecido quando apenas iniciavam a viagem. Não entendia porquê essa exigência e essa dedicação em preservar a unicidade do ritmo da cidade. Havia um código compartilhado societariamente, defendido a qualquer custo, em prol da manutenção de uma homogeneidade do funcionamento das ruas e avenidas. Eram polícias, pilotos automáticos, puras extensões de seus veículos em movimento, surgindo uns atrás dos outros, lançando-me farpas, pedindo que eu sumisse com meu, então, auto(i)móvel.

A saraivada de buzinadas e adjetivos a que fui submetido fez sentir-me jogado na sarjeta. Inesperadamente, estava no meio-fio. Era como se tivesse perdido minha habilitação para dirigir. Queria voltar um segundo atrás, quando era mais um motorista na avenida, mas eu já ultrapassara o limiar do anonimato. Ansiava voltar a circular normalmente, tentava disfarçar meu nervosismo, mas todos me olhavam com nojo e até com certo temor. Queria ser novamente mais um simples motorista, mas minha lentidão denunciava esta pretensão inconsequente. Procurei aquela mãe com seus seis filhos dentro de sua morada, desejando encontrar nela a mínima receptividade. Só enxerguei a jovem e seu filhinho subindo a rampa sem alento. Invadiu-me o desamparo. Não podia imaginar, até o fim, a hipótese de eu também ter de subir aquela rampa, caso meu carro não funcionasse definitivamente. Era uma escalada rumo ao vácuo. Sabia que andaria muito, descrevendo círculos de todas as formas, buscando inutilmente entrar em contato com alguém. Sabia que tentaria pedir ajuda, e não emitiria qualquer som ou, se falasse, não seria escutado. Titubearia dolorosamente para atravessar a porta de alguma casa e, quando o fizesse, encontraria a recusa e o fechamento. Vagaria nos interstícios da multidão cheia de si, entre homens de terno, mulheres vestidas com o maior cuidado, *office boys* com seus uniformes, todos de olhos fixos em um ponto conhecido do futuro, todos seguros, perseguindo algo no além. Caçaria, em cada semblante, o sinal de um interesse pelo desencontrado e pela solidão alheia, e fracassaria progressivamente, à medida que cada transeunte passasse por cima de mim sem me perceber.

Olhei de novo para aquela casa cheia de crianças debaixo da ponte, e a mulher me encarava com ar de poucos amigos, como se me perguntasse por quanto tempo mais eu ficaria parado em frente de seu portão, fazendo toda aquela balbúrdia, tirando-lhe o sossego e alterando-lhe a rotina. Naquele momento, só consegui pensar em sair correndo atrás da jovem mulher que ia, com seu bebê, em direção ao cruzamento da Avenida Paulista com a Rua Haddock Lobo. Era minha única alternativa. Fiz isto. Deixei o carro descer em ponto morto, deslizei de marcha à ré, coloquei algumas rodas do carro sobre a calçada, bati a porta e fui ao encalço daquela que já alcançava o final da rampa. Quando me aproximei, esbaforido, ela ainda enxugava suas lágrimas. Assustou-se quando acertei meu passo com o dela, perguntando-lhe o que acontecera lá embaixo com a outra mulher. Desconfiada, ela me respondeu secamente que precisava deixar seu filho em algum lugar.

Já que eu insistia em me manter a seu lado, Greta, assim ela se chamava, desandou a falar "em" pedaços de sua história. Pude entender que ela tinha duas casas na Bahia, onde morava seu pai. Em São Paulo, contou-me, morara em uma esplanada, com telefone vermelho, tapete, móveis de sala, mesa de "vrido", sofá de listra, cozinha completa, e que o negro Paulo Maluf roubara tudo isto. O negro Paulo Maluf chupara a perna dela na igreja, a perna virou ferida, ela ficou com a barriga inchada e depois com um filho nos braços. Ultimamente, vivia com fome, pegando mato do chão para comer, e bem que eu podia ter trazido um frango, uma farofa, ou uma roupa para vestir seu bebê. Ela fora moça bonita, branca, prata e ouro, olhos azuis, com a pele branca como coco, moça vendida para cinema. Quebrou-se tudo por causa de um negro feio. Sua mãe fora uma princesa, não fora destas moças de virações, de rua ou de boate. Exigia de volta suas qualidades e que o negro Paulo Maluf pagasse o que lhe devia.

Arrisquei perguntar a Greta se ela conhecia alguém por ali que pudesse me ajudar a fazer meu carro funcionar. Ela falou de um amigo que mexia com carros, que gostava de fumar e de beber um pouco, e por isto estava desempregado. Atualmente, ganhava uns trocados guardando carros três quadras adiante. Sem falar nada, ela foi caminhando para lá. Não sei por que pus seu filhinho em meu colo, incontinênti, quando ela me esticou aquele embrulho esfarrapado e de cheiro azedo para que eu segurasse. Ela ia na frente, e nós dois acompanhando seus passos, como dois fiéis seguidores de uma seita inexistente, em um séquito imaginário. A cidade ali em cima parecia mais barulhenta do que de costume. Greta foi logo cruzando a avenida por entre os carros em movimento, sem nem ao menos olhá-los, como se tivesse ligado, no alto de sua cabeça, um radar invisível, construído através dos séculos vividos nas ruas. Na travessia, grudei-me a ela, temendo por nossos corpos, e só sei que cheguei ileso à calçada do outro lado.

No percurso, paramos algumas vezes para que a Greta perguntasse a seus conhecidos onde estaria Nonato, o guardador de carros. Primeiro, ela entrou em um bar, na metade da primeira quadra. Foi saudada desde a porta de entrada: "Greta, de novo! É a terceira vez e ainda nem passou da hora do almoço. Quer mais leite, né? Teu filho mama como um bezerro. Onde ele está?". Ninguém ficou sem notar os longos microssegundos que se passaram entre a pergunta e a percepção de que o filhinho de Greta estava no meu colo. Uma eternidade emergiu na fresta aberta por códigos que perderam a lógica, e todos se esforçavam para se adaptar rapidamente, torcendo para que tudo voltasse ao normal. Eu e o bebê estávamos unidos, e eu sabia como era difícil juntar, de algum modo, nossas profundas discrepâncias de cheiro, de vigor, de postura, de pele, de roupa. Supus nos outros o estupor provocado pelo impossível. O desconforto só diminuiu quando Greta pegou seu filhinho no colo e ofereceu-lhe o copo de leite. Ele bebeu um pouco. Ela aceitou um cigarro. Daí, perguntou por Nonato. O chapeiro do bar falou que ele tinha vindo tomar uma cachaça de manhãzinha e que depois tinha se mandado. Nonato devia estar por perto. Agradeci, e fomos saindo do bar.

Greta andou uns poucos metros pela calçada, virou-se e foi indo, sem hesitar, em direção à parede. Pensei que ela enlouqueceria definitivamente e bateria a cabeça na parede, ou pregaria seu filho, ou, na melhor das hipóteses, falaria com o muro e desmaiaria. Isto tudo me ocorreu, antes que ela se abaixasse, de repente, encostando-se na parede de um arranha-céu para se por a falar qualquer coisa. Só então eu enxerguei um vão entre as bases de dois arranha-céus. Deste vão saía um homem de pele cor de pedra, com um olhar de estátua. Em uma azáfama, ele juntava papéis e jornais velhos, separava as garrafas e os potes de vidro dos tubos de plástico, das latas e das tampinhas. Disse-me que vendia jornais e garrafas, depois usava para si um resto ou outro que ainda tinha serventia, e depositava o realmente imprestável no lixo ecológico existente duas quadras mais para frente, por isto ele separava as coisas daquele modo. Fiquei surpreso quando ele me contou que ficava por ali já há alguns anos, embora eu nunca o tivesse notado. Greta me disse que Nonato devia estar na quadra de baixo. No caminho, ainda fomos cumprimentados pelo pipoqueiro e por dois artesãos meio *hippies* que vendiam bijuterias em tabuleiros, na calçada diante de um edifício calcinado e abandonado há anos. A mulher da banca de jornal saiu correndo atrás de nós, chamando por Greta, e deu a ela um exemplar do *Notícias Populares* do dia anterior. As duas ficaram conversando um certo tempo sobre as manchetes do jornal, falando do menino de duas cabeças ou de dois chifres – não entendi direito – que nascera em Santo André, há uma semana.

Atravessamos a rua e demos de cara com Nonato. Greta disse a ele que eu estava procurando alguém que mexesse com carros. Ela falou isso e fez o gesto de seguir seu caminho com o bebê. Fiquei surpreso porque ela já ia embora, eu quis agradecer-lhe. Estava impressionado com as conversas que ela provocava enquanto percorria a avenida. Lembrava-me uma diva reverenciada, acenando de um carro alegórico subterrâneo em dia de carnaval, que deixava atrás de si um rastro de pessoas ocupando as ruas e se juntando para trocar impressões sobre aquela espécie de cometa. A maioria continuava apressada. Mas os que estavam parados no meio do turbilhão iam acordando para Greta, cumprimentavam-na, e talvez até voltassem para sua posição anterior, aguentando firmes a correnteza de pessoas que ameaçava arrastá-los. Comecei a focar pessoas que não enxergo normalmente, pessoas sintonizadas com Greta, que continuavam seus afazeres, suas viagens e, mesmo assim, se comunicavam com ela. Alguns diminuíam o ritmo apressado, ou voltando o corpo para trás, ou parando para olhá-la com o filho, ou para me olhar ao lado dela, ou fazendo comentários jocosos com o vizinho, ou tendo recusada uma oferta de dinheiro, ou me oferecendo ajuda, ou supondo com o companheiro aquilo que fazíamos juntos – Greta, seu filhinho e eu –, ou sendo tocado, delicada e acintosamente, por ela.

Também quis lhe dar um dinheiro, porém não tinha comigo mais do que vinte reais. Então, rapidamente, fiz um cheque, pensando que a agência do Citibank era na mesma avenida. Tudo isso me aconteceu há alguns meses e o cheque não foi descontado até hoje... Fiquei imaginando se os seguranças impediram sua entrada, se ela sabe que não entraria naquele banco, se ela saberia o que é um cheque ou se amassou aquele pedaço de papel. Há meses, desde que isto tudo me aconteceu, acordo no meio da noite, sonhando com tudo isso.

Fiquei pensando como são tímidos meus acompanhamentos terapêuticos, vendo a versatilidade do modo de circulação da Greta, o vigor de seu contato, o poder de contaminação enquanto ela passeava pelas ruas. Mesmo atento para a presença da cidade em mim, disponível para aproveitar as brechas que permitem o encontro entre as pessoas, eu e meu acompanhado raramente nos soltamos assim em âmbitos que não os familiares. A prática de acompanhamento terapêutico nos deixa sensíveis para a variedade da cidade: variedade de pessoas, ritmos, materiais, aproximações e evitações, ocupações de espaços – abertos e fechados – que a cidade comporta. Apesar disto, tive noção do grande medo que sente a dupla acompanhante terapêutico-acompanhado, já que ela também teme a cidade, vivida como perigosa. E de quanto o acompanhante terapêutico pode ser um muro grosso que "protege", insensibiliza, isola, dirige e impede um contato desta dupla com o resto das pessoas no espaço público. Esta dupla pode se tornar uma bolha perfeita, cuja casca é o acompanhante terapêutico, e que viaja mergulhada na cidade sem ser tocada e sem se relacionar com a cidade.

Tendo encontrado Nonato, Greta continuou andando para um lado com seu filho, Nonato e eu fomos para o outro lado, de volta, em direção ao carro. Por algum motivo especial, ele começou a falar comigo, talvez porque eu lhe fora apresentado por Greta. Falava comigo, olhando o tempo todo para todos os lados, sem nunca olhar para mim. Era como se vigiasse, sem parar, algo suspeito que nos rondasse ameaçadoramente. Parecia, ao mesmo tempo, assustado e belicoso. Lançava suas frases para frente, contando com minha atenção, enquanto se certificava que tudo ia bem ao nosso redor. Nonato ia falando e andando e olhando. Disse para mim que trabalhou na Mendes Júnior, fazendo estradas no Iraque. Trabalho braçal com pagamento em dólar, alojamento, comida e, uma vez por mês, uma viagem de ônibus ao puteiro da cidade mais próxima. Nessas viagens, mais importante do que pegar uma mulher, era não deixar de estar presente na chamada para o embarque, na hora do ônibus retornar. Se você ficasse para trás, com certeza, seria saqueado e, talvez, morto pelos árabes antes do amanhecer.

    Passamos por uma padaria e ele me levou para dentro dela. Foi comigo até o fim do balcão, lá no fundo, depois da última cadeira. Em vez de se sentar na cadeira, encostou-se na parede e ficou olhando em direção à porta de entrada. Pediu um rabo de galo, e eu, um café. Eu estava um pouco temeroso, sem poder traduzir a tensão que preenchia o ar e me invadia. Ele não tirava os olhos da entrada. "Após um ano e meio no Iraque em guerra", continuou Nonato, "voltei para o Brasil. Sentia-me rico, com um bolo de dólares no bolso. Logo que cheguei, comprei roupa nova, terno, sapato com plataforma, corrente grossa de ouro, pulseira pesada de prata, relógio, óculos e uma passagem de avião para Fortaleza. Era o homem mais bonito naquele voo. Em Fortaleza, aluguei um táxi e fui direto para a cidadezinha onde mora minha mãe, a cinco horas dali. Paguei o taxista com dólares. Na cidade de minha mãe, comprei três terrenos e no maior deles mandei construir uma casa que eu mesmo desenhei, imitando a casa de um ricaço do Morumbi, na qual trabalhei como servente de pedreiro. Fui, com a filha do prefeito da cidade, a uma concessionária de automóveis e comprei um Escort vermelho. Dei-lhe as chaves do carro e disse: 'é seu. Dirige você, porque eu não sei dirigir!'. Passamos uma semana rodando e trepando em motéis das cidades vizinhas. Acabou o bolo de dinheiro. Eu amava-a. Passou-se um mês, eu queria me casar, e já ia pedir a bênção ao pai desta mulher, quando meu próprio pai proibiu-me a união. Porque a filha do prefeito era morena."

    Paguei a conta e saímos da padaria para a rua. Era Nonato quem me levava para meu carro. Não parava de falar nem de olhar. Revoltado e desiludido, ele veio para São Paulo. Após meses de desemprego, com fome, atrasando o aluguel do quarto onde morava, começou a "arrastar" carros com uns comparsas. Finalmente, eu percebi que estava sendo gentilmente assaltado. Nonato continuou sua história. Ele e seus comparsas arrombavam carros de madrugada. Rodavam com eles até de manhã bem cedo. Levavam os carros para uma oficina de fachada, que se transformava em "desmanche" durante a noite. Recebiam uma grana pelo trabalho. Compraram revólver para defesa pessoal. Passaram a assaltar e roubar carros, em vez de apenas arrombá--los. Aumentaram a produção e o lucro. Ele nunca deu tiro. Teve não sei que problemas e deixou o negócio. Não arrastava mais. Isso me aliviou um pouco!

Paramos em uma esquina. Um camarada se aproximou de nós dois. Abriu seu paletó só de um lado. Dentro dele, um monte de saquinhos pendurados com grampos. Ele ia mostrando: "Tenho coca, fumo, crack, doce... Vai levar, doutor?". Nonato conseguira um ponto de venda. Convidou um *brother* e sublocou outro ponto. Tudo com a aprovação de um primo que tinha uma posição importante na estrutura. Fizera bastante coisa. Distribuição da droga nos pontos. Divisão da carga. Guerrilha de ocupação de território. Transporte do carregamento. Tráfico de armamentos. Pagamento de propinas. Aliciamento de meninos e meninas para serem "mulas". Abusos sexuais. Treinamento militar para controle das ruas. Tremi quando ele desvendou seu revólver para mim, disfarçado sob a jaqueta. Dotação de verbas para obras sociais. Proteção dos chefes. Emboscadas. Ameaças e extermínios. Matou o primeiro. Conheceu muita gente importante, muito político, muita polícia. Todos consumidores de drogas, de meninas e meninos, de jogos de azar.

Teve não sei que problemas e caiu em desgraça. Agora, estava na geladeira, meio escondido, tentando se proteger. Não podia circular muito. Mudava sempre de endereço. Tomava precauções para sair de casa. Exigiu que eu o tocasse com força e sentisse o colete à prova de balas que ele usava. Temia o sequestro. A rua se tornara traiçoeira. Andava sempre com prevenção. Sabia como era precária sua situação. Apesar de todos seus cuidados, não adiantava armar-se, nem ter guarda-costas, nem construir uma fortaleza, se pudesse. A cada dia era mais difícil escapar. Era desfavorecido no tráfico de influências, que ia da legalidade à ilegalidade, dos juízes aos pés de chinelo, passando pela carceragem. Ele não tinha apoio logístico, arsenal bélico de última geração, radar, computador, lunetas potentes, escutas a distância, metralhadoras, telefone celular ou microgravadores. O olho onipresente funcionava como toda a tecnologia de ponta, a ponto de permitir que ele circulasse livremente, porque provavelmente o pegariam quando quisessem.

De repente, Nonato me puxou para junto dele. Alterou nosso trajeto. Viramos bruscamente para a esquerda. Aceleramos o passo. Ele olhava ainda mais para todos os lados. Detectara algum perigo potencial. Não me largou mais e quase sussurrava em meu ouvido. Disse que se fosse pego, iriam pressioná-lo, surrá-lo, torturá-lo. Às vezes, mutilavam as mãos com tiros de revólver, às vezes jogavam o corpo inteiro no rio. Obviamente, temia o mundo. Não se iludia com um esquema de segurança que pudesse protegê-lo, como descansam tantos magnatas do cimento, reis da soja, capitalistas do mercado financeiro, barões do café ou condes da indústria. Nem aspirava obter um lugar aonde tudo lhe chegasse por meio de máquinas hipercibernéticas e ele não precisasse sair, podendo se separar do exterior, salvando-se.

Eu não sabia mais se tinha de me proteger ou não, se Nonato era assaltante ou vítima, se eu era perigoso ou alvo fácil. Eu precisava, urgentemente, me afastar dele. Em tom de brincadeira, disse que iria procurar um mecânico de verdade, que tinha esperanças de consertar meu carro, e que ele ainda não precisava rebocá-lo. Despedi-me dele com reverência e me afastei meio correndo. Queria voltar minhas costas para ver se ele tinha mesmo ficado para trás, mas temia, com este gesto, desencadear alguma reação violenta. Continuei em frente, corajosamente, mais rápido. Virei uma esquina, outra e mais uma. Sem querer, deparei-me com uma praça. Avistei o coreto, idosos sentados nos bancos lendo jornal, babás levando carrinhos de bebês, crianças brincando entre si no tanque de areia, um casal dormindo junto na grama, um homossexual histérico reclamando do cachorro que fez o cocô no qual pisara. Sentei-me em um pedaço de um banco já ocupado por uma mulher que contava dinheiro. De repente, era o paraíso! No banco, dormi. Por pouco tempo, mas profundamente. Foi a última vez que dormi assim. Deste dia em diante, acordo todas as noites, sonhando com tudo isso. Acordo de um pesadelo, no meio da madrugada, angustiado, desejando saber o que fazer com tudo isso. Ultimamente, já tendo desistido de voltar a dormir, saio para andar pelas ruas e procuro me acalmar. A cada dia noto, caminhando comigo, mais destas pessoas, espécies sonâmbulas, tão insones e preocupadas quanto eu. Imagino haver um batalhão de desesperados, todos despertados pelo mesmo pesadelo, vagando pela cidade, sem obter qualquer descanso.

Ontem, inclusive, durante mais um destes meus périplos, vi encolhidos, no cantinho da porta de uma igreja, Greta e seu bebê, abraçados, envoltos em um sono sereno, quase rindo do mundo.

Quando a saúde é pública

O *acompanhamento terapêutico é uma prática bastante recente. Foi por volta do final dos anos 1970 que este nome começou a identificar um dispositivo particular de tratamento no campo da saúde mental. Ele surgiu na corrente de diversas estratégias clínicas para tratar as psicoses, todas tendo em comum o fato de pensarem que o hospital psiquiátrico não é um lugar que se baste a si mesmo. Embora se possa, grosso modo, prescindir do hospital psiquiátrico, inclusive nas ocasiões específicas em que ele faz parte de um momento do tratamento das psicoses, quando acionado, deve necessariamente se compor com tudo o que existe para além dele mesmo.*

O texto deste capítulo, com pequenas modificações, foi apresentado parcialmente em julho de 2006 por ocasião do Pré-Congresso Internacional de Acompanhamento Terapêutico/III Encontro sobre Acompanhamento Terapêutico de Uberlândia e Região – Singularidade, multiplicidade e ações de cidadania, *organizado por Trilhas – Equipe de Acompanhantes Terapêuticas – e realizado na Faculdade de Psicologia da Universidade Federal de Uberlândia.*

Aqui, o texto pretende esboçar um "antes" do acompanhamento terapêutico. Buscamos localizar alguns elos que formam esta corrente junto à qual, mais tarde, o acompanhamento terapêutico foi se associar. Poderíamos falar que tais elos são os precursores do acompanhamento terapêutico; são aqueles que contribuíram para fazer a passagem de uma concepção de âmbito privativo, concentracionário e encarcerado do tratamento das psicoses para uma concepção que se forja no âmbito público do cotidiano e do território onde o tratamento acontece.

Desde o início dos anos 1980, quando o nome "acompanhamento terapêutico" se formalizou – ao que sabemos, na equipe coordenada por Eduardo Kalina, em Buenos Aires, na Argentina –

até os dias de hoje, não temos notícia de que tenha surgido entre os acompanhantes terapêuticos nenhum "herói", nenhum Freud-AT, nenhum Moreno-AT, nem Jung, nem Lacan... Mesmo esses "heróis" que fizeram avançar, mais rápido do que usualmente, o saber a respeito do psiquismo humano, também esses conquistadores se engendraram com a causa de toda uma época, por causa de uma constelação favorável do *socius* que eles habitavam. Heróis não tiram coelhos da cartola.

Com isto, queremos afirmar o aspecto não individual dessas invenções e pensar que as coisas em geral, e também as coisas do acompanhamento terapêutico, não se fazem a partir de apenas um. É assim que queremos contar a história do acompanhamento terapêutico: uma história que não tem um ponto inicial, nem é descoberta de algo que aguardava, esperando como se dormisse. O acompanhamento terapêutico tem, sim, origens...

Para falarmos das origens, aquelas que nos trouxeram àquilo que é o acompanhamento terapêutico que atualmente praticamos, poderíamos nos fazer acompanhar por Michel Foucault e voltar à loucura na Idade Clássica a fim de localizar parte destas origens entre os franceses ao redor de 1789, Mesmer, Sade, Pinel, Esquirol... Mas renunciaremos a um passo tão largo para trás. Para falarmos das origens, elegeremos o período entre as duas guerras do século XX e, como nosso acompanhante, o doutor Tosquelles.

Forças da guerra

Francesc Tosquelles (1910-1994) foi um catalão nascido em Reus, 25 anos antes da Guerra Civil Espanhola. Embora possamos pensar que ele foi psiquiatra desde criancinha, quando acompanhava seu pai (médico) em visita ao amigo diretor do hospital psiquiátrico Pere Mata, Tosquelles forjou suas próprias ideias psiquiátricas durante a luta antifascista, dentro do exército republicano, na segunda metade dos anos 1930.

Em 1935, Tosquelles, já psiquiatra no manicômio de Barcelona, participou da fundação do Partido Operário de Unificação

Marxista, fundado para sustentar um comunismo que não estivesse alinhado à União Soviética de Stálin. Em 1936, com o início da guerra contra o franquismo, ele foi convocado pelo exército republicano espanhol, e foi enviado ao *front* em Aragon. Tosquelles[1] reflete sobre esta época:

> A guerra civil de uma nação, diferentemente da guerra de uma nação contra outra, tem relação com a não homogeneidade do eu. [...] Que eu fazia em Aragon? Não tinha muitos pacientes. Eu evitava que eles fossem enviados a 200 quilômetros de distância do *front*; cuidava deles ali onde explodiam as coisas a menos de 15 quilômetros, de acordo com um princípio que poderia se parecer ao da política de setor: se mandarmos um neurótico de guerra a 150 quilômetros da linha de frente, fazemos um crônico; precisamos cuidar dele perto da família em que ele viveu suas complicações. Em vez de cuidar de pacientes que quase não existiam, ocupei-me principalmente em cuidar dos médicos, porque, em geral, quando eles se formam perdem o medo e, sobretudo, algo mais importante que o medo.
> A guerra civil exige mudar a perspectiva sobre o mundo. Os médicos,[2] geralmente, estão aderidos à estabilidade do mundo burguês. São pequenos ou grandes burgueses querendo viver sozinhos, fazer dinheiro e ser sábios. Em uma guerra civil como a espanhola, seria preciso que o médico pudesse admitir uma mudança de perspectiva sobre o mundo, seria preciso admitir que ele não é o todo-poderoso, e que são os clientes quem determinam sua clientela. Por isso, ocupei-me da psicoterapia desses homens normais a fim de evitar uma crise. Não é possível fazer psiquiatria em um hospital e manter a ideologia burguesa e individualista. Um bom cidadão é incapaz de fazer psiquiatria. A psiquiatria comporta uma anticultura, ou melhor, uma cultura que tem outra perspectiva que não a perspectiva individual.

Um ano depois, já psiquiatra-chefe dos serviços psiquiátricos do exército, Tosquelles foi enviado ao *front* sul, em Valência. Ali,

---

1. As citações de Francesc Tosquelles estão registradas no documentário intitulado *François Tosquelles – Une politique de la folie*, realizado por François Pain, em 1989. Posteriormente, trechos deste documentário de 54 minutos foram transcritos na *Revue Chimères*, 13, outono de 1991. Acesso em fevereiro de 2015 no site <https://bit.ly/3hJigzn>. As traduções são do autor.
2. Note-se que sempre que falarmos de médicos e psiquiatras, isso significa uma referência a todos os profissionais "psi"; sempre que falarmos de saber médico e psiquiátrico, isso se refere a todos os saberes constituídos no campo da saúde mental.

montou uma estrutura de serviços composta de um hospital, que servia como base e retaguarda, trabalhando junto com uma equipe móvel – três ou quatro ambulâncias que se deslocavam até o campo de batalha, até o local dos bombardeios, ou até as regiões mais distantes, onde a equipe permanecia por alguns dias fazendo o que atualmente chamaríamos de "psiquiatria no território". Para selecionar os componentes da equipe, Tosquelles dedicava especial atenção aos psiquiatras treinados nas escolas da psiquiatria clássica porque, geralmente, eles sofriam uma deformação na formação: em seus estudos, os jovens médicos adquiriam uma disfarçada fobia da loucura e, sobretudo, deixavam de poder estar com o outro.

Conta Tosquelles:

> Como era eu o encarregado de fazer a seleção para o exército, a primeira coisa que fiz foi me escolher. A caridade bem compreendida começa por si mesmo. [Depois] escolhi advogados que tinham medo da guerra e que nunca tinham tratado um louco; escolhi pintores, escritores e putas. É sério! Ameacei interditar os prostíbulos (já proibidos desde o início da guerra, mas funcionando como em qualquer lugar), a não ser que em cada prostíbulo se contratasse três ou quatro putas, que entendessem bem de homens e preferissem se tornar enfermeiras – com a condição de não dormir com os doentes. Garanti que não fecharia os prostíbulos se pudéssemos encaminhar os soldados a estas enfermeiras.
>
> Assim, essas casas se tornaram anexos dos serviços psiquiátricos. Algumas putas se converteram em enfermeiras formidáveis. Por causa da convivência com muitos homens, essas mulheres sabiam que todo mundo é louco – inclusive os homens que transam com as putas. Por isso, a formação profissional delas foi bem rápida. Em um mês, uma puta, um advogado ou um padre se tornava alguém extraordinário.

A experiência na precariedade, o significado da Vida e de estar vivo – tudo isso que fica radicalizado e à flor da pele na circunstância das guerras e, mais ainda, da guerra civil – forneceu as condições para Tosquelles organizar uma concepção de psiquiatria que hoje serve de inspiração para a formação e a prática no acompanhamento terapêutico. Sua concepção se constituiu por meio de dois aprendizados fundamentais: primeiro, que na formação do trabalhador, o talento e a capacidade de estar com o outro é tão, ou mais, importante quanto o conhecimento profissional e técnico, que também é importante; segundo, que a terapêutica se constitui na relação de cada um com o cotidiano comunitário em que a própria terapêutica acontece.

Com a queda da República, em 1939, Tosquelles foi aprisionado pelos fascistas do general Franco. Graças à proteção de democratas-cristãos impressionados com a qualidade de seu trabalho psiquiátrico, ele conseguiu retornar ao manicômio barcelonês e, por isso, se manteve vivo. Pouco tempo depois, disfarçado de psiquiatra franquista, fugiu para a França, através dos Pirineus, utilizando uma rede organizada por sua esposa. Assim, escapou tanto do expurgo stalinista quanto da caçada franquista.

Ao entrar na França, Tosquelles recebeu uma indicação: que fosse se refugiar em Septfons, um campo de refugiados privilegiado, pois, diziam, ali encontraria muitos intelectuais. Chegando àquele campo, porém, a indicação se revelou falsa. Ele enxergou ali a mesma coisa que se via nos manicômios: brigas por uma bituca de cigarro, militantes largados, vagando a esmo... Estava diante da conhecida fome, das epidemias, do sofrimento mental, dos suicídios. O único serviço psiquiátrico estava a quilômetros de distância, em Cahors, e lá não se fazia muita coisa. Logo ele percebeu sua vontade de montar um serviço psiquiátrico.

Tosquelles pediu um barracão no fundo do campo, que ficava para além dos trilhos do trem, com um pé dentro e um pé fora do campo. Do mesmo jeito que já fizera na Espanha, escolheu como ajudantes um militante político, um pintor, um músico – "gente bem normal", ele dizia –, além do único enfermeiro que havia no campo. A coisa começou a funcionar novamente: os doentes eram tratados e havia uma porta que dava para fora do campo, por onde as pessoas podiam sair no momento em que quisessem.

Em 1940, Chaurand, um psiquiatra francês amigo de Tosquelles, encontrou-se casualmente com o diretor do hospital psiquiátrico de Saint-Alban, o doutor Balvet. Esse doutor contou ao amigo de Tosquelles que o prefeito de Saint-Alban acabara de lhe oferecer operários do campo de refugiados espanhóis para fazer uns "trabalhinhos" no hospital e que ele recusara a oferta porque preferia se manter distante dos "vermelhos" comunistas. O doutor Balvet contou que ainda brincou com o prefeito, dizendo que "[...] se ao menos houvesse ali algum psiquiatra, até que se poderia ver [...]"; ao que o prefeito respondeu: "O doutor tem razão: no campo dos espanhóis só existem criminosos, por isso não há nenhum psiquiatra". Ao escutar a história, Chaurand revelou ao doutor que ele fora enganado pelo prefeito, pois havia um ótimo psiquiatra em Septfons.

Em poucos dias, Tosquelles se tornou enfermeiro auxiliar no hospital psiquiátrico de Saint-Alban, uma espécie de fazenda entre a zona rural e o perímetro urbano, um lugar miserável, sujo, hiperpovoado, de onde os pacientes raramente saíam. Com seus 600 a 700 doentes, esse manicômio tinha peculiaridades que aguçaram o pensamento de Tosquelles e mobilizaram suas intervenções. Embora o hospital de Saint-Alban tivesse muros que o cercassem, iguais aos de qualquer manicômio, ele tradicionalmente abria suas portas aos domingos, a fim de que os camponeses, que iam à feira na cidade vender suas vacas e seus produtos, pudessem cortar caminho pelo hospital, não se cansando nem cansando os animais. Nestes domingos, um doente que, por exemplo, confeccionava pequenos barcos de madeira ou soldadinhos de chumbo, armava um tabuleiro no caminho dos camponeses para vendê-los. As pessoas que passavam por ali compravam os objetos, trocando-os por um pacote de cigarros ou qualquer outra coisa. Tosquelles dignificou essa prática um tanto clandestina, pois compreendia o significado contido na transformação da produção autônoma em mercadoria, principalmente para um doente que ficou exilado do jogo do mundo. Potencializou a possibilidade de pessoas de fora conferirem valor de troca aos produtos fabricados dentro do hospital.

Tosquelles viu que os assim chamados "enfermeiros" – na verdade, os guardas que tinham por função impedir as fugas dos doentes – vendiam vinho ilegalmente aos doentes, colocando um garrafão, em determinada hora, no meio dos diversos pavilhões do manicômio, para rapidamente distribuir a bebida, em troca de parcas moedas. Em vez de condenar essa prática, Tosquelles transformou-a em coisa positiva. Convidou os guardas a organizar um bar e a constituir um espaço de lazer legítimo que substituísse aqueles goles aflitos dados entre as camas dos doentes. O bar se tornou um novo lugar de psicoterapia...

Além disso, os guardas tinham organizado, há anos, um suplemento para seus salários, facilitando as fugas dos doentes que queriam escapar por algumas horas, até mesmo por um fim de semana, do manicômio. Isso porque havia na França uma lei que oferecia alguns francos de recompensa para quem encontrasse um doente mental que tivesse fugido e informasse o hospital psiquiátrico. O que faziam os guardas em conluio com os camponeses? Eles estimulavam as fugas dos doentes, dizendo-lhes: "Vá à casa de fulano que mora lá no campo", e os doentes passavam alguns dias fora para serem trazidos de volta pelos guardas alguns dias depois. A recompensa era dividida pela metade, uma parte para o guarda, a outra para o camponês. Tosquelles percebeu nisso uma colaboração entre o externo e o interno ao manicômio, e validou os benefícios das visitas às famílias que hospedavam doentes do hospital psiquiátrico, incentivando esse costume.

Esses primeiros aproveitamentos das peculiaridades do hospital psiquiátrico de Saint-Alban, que se constituíram em intervenções de Tosquelles, coincidiram com o ano em que eclodiu a Segunda Guerra. A partir de 1942, com o recrudescimento da Grande Guerra e com a substituição de Balvet pelo doutor Bonnafé, como o novo diretor do hospital, Saint-Alban amplificou sua sintonia com Tosquelles, tornando-se um lugar aberto, de circulações, encontros e confrontações. Bonnafé pertencia ao Partido Comunista e ao movimento surrealista. Seus amigos – escritores, artistas, surrealistas –, refugiaram-se em Saint-Alban, Tristan Tzara, Paul Eluard e sua esposa, Georges Canguilhem e sua família, entre outros. O hospital psiquiátrico começou a acolher os resistentes que lutavam contra a ocupação nazista e o regime colaboracionista de Vichy. A psicanálise, o surrealismo e o comunismo alimentavam reuniões quase permanentes. Os doentes, ao contrário de estagnarem na vida cronificada, colocavam-se a serviço dos refugiados políticos e dos refugiados judeus, oferecendo-lhes acolhida e cumplicidade. Os doentes estavam confrontados com a realidade da guerra, sabiam que no terceiro andar do prédio principal se escondiam os resistentes. Agora, eram os excluídos os responsáveis por fazer "sumirem" os resistentes. Além de acolherem um visitante que fugia ou um soldado que chegava durante a noite, organizavam o cuidado aos feridos ou preparavam publicações clandestinas.

Com criatividade e engajamento político, todos ali, doentes e não doentes, integravam juntos a experiência de lutar e de viver. O problema da sobrevivência no hospital psiquiátrico foi pura experiência subjetivante. Saint-Alban foi um dos únicos, senão o único, hospital psiquiátrico na França onde não se passou fome – esse doce extermínio que, na França, matou dezenas de milhares de doentes mentais ao longo da Segunda Guerra. Pacientes, enfermeiros, administradores, médicos, todos enfrentaram a luta contra a fome, saindo do hospital psiquiátrico para ir até os camponeses buscar manteiga e cenouras em troca de algum trabalho. Os doentes estavam em contato com o exterior, não para lutar na guerra, mas para ir ao mercado negro fazer negócio.

"Essas tarefas mantinham em obras o mundo do hospital psiquiátrico, já dedicado a tratar a vida", diz Tosquelles.

Da experiência-Tosquelles surgiram ideias-motoras que fizeram funcionar não apenas outras formas do hospital psiquiátrico, mas também, décadas mais tarde, inspiraram a prática do acompanhamento terapêutico. Podemos constatar esta relação extensa quando temos conhecimento de que, já em 1948, a equipe do Saint-Alban saía a campo, na cidade ou na zona rural, para atender doentes em crise psicótica. Desde então, sabemos que é preciso tratar o próprio hospital psiquiátrico porque ele inocula a própria patologia, ele confina cuidados e cuidadores em uma cronicidade mortífera. Sabemos que podemos tratar os psicóticos por intermédio de instrumentos psicanalíticos, nas instituições de internação, ou fora delas, sem divã, com ações e intervenções, sem a obrigatoriedade da regra fundamental psicanalítica de falar livremente. Com a experiência-Tosquelles descobrimos que precisamos transformar a instituição psiquiátrica – utilizamos no sentido amplo – em movimento instituinte, e transformar os terapeutas em um coletivo. Descobrimos que precisamos instituir lugares onde as pessoas possam se encontrar e estabelecer relações com o desconhecido, com o inabitual, deixar passar o surpreendente; que precisamos abrir portas e multiplicar as trocas entre o exterior e o interior das clausuras, físicas e mentais.

Efeito latino-americano

A partir desta descoberta que inaugurou e ampliou um horizonte outro, podemos nos referir a outro elo desta corrente das origens, que ecoa com a experiência-Tosquelles para, então, ressoar no acompanhamento terapêutico. Agora, faremos nossos acompanhantes a dupla Marie Langer (1910-1987) e Enrique Pichon-Rivière (1907-1977),[3] psicanalistas na Argentina, ativistas históricos desde os anos 1950 até meados dos anos 1970. Eles também produziram ideias-motores: ela atravessada por conflitos parecidos aos vividos por Tosquelles, uma vez que partilhou a mesma época e o mesmo tempo; ele, um latino-americano muito sensível ao que se passava na Europa.

Nascida em 1910, no mesmo ano em que nasceu Tosquelles, aos 22 anos, em 1932, a austríaca Marie Langer ingressou no Partido Comunista Austríaco, ao mesmo tempo que iniciou sua análise pessoal. Da mesma maneira que muitos de seus contemporâneos – filhos do entre-guerras vivendo na "Viena Vermelha" –, ela cresceu estudando psicanálise e marxismo como dois univer-

---

3. As referências a respeito de Marie Langer e Enrique Pichon-Rivière encontram-se em LANGER, Marie et al. *Memória, história y diálogo psicoanalítico* (México: Fólios, 1983) e em JASINER, Graciela & WORONOWSKI, Mario. *Para pensar a Pichon* (Buenos Aires: Lugar, 1992). As traduções são do autor.

sos mutuamente excludentes. Ou seja, Langer compartilhava da mesma percepção que fez Wilhelm Reich articular, em 1932, a Sexpolitik, e sofreu a mesma conflitiva que, para Reich resultou, poucos anos depois, na expulsão tanto da sociedade psicanalítica quanto do partido comunista.

Em 1936, já analista em formação no Instituto de Psicanálise, Marie Langer foi presa pela polícia austríaca, por algumas horas, junto com um grupo de médicos que trabalhava pela paz. Uma colega sua comentou esse fato no divã durante uma sessão de análise. O analista desta colega violou a regra do sigilo e revelou o "crime" a outros analistas, seus colegas. Alguns destes analistas condenaram Langer por ter infringido a regra de abstinência política imposta pela Sociedade Psicanalítica de Viena. Antes dos desdobramentos que talvez levassem à sua exclusão, Langer, tendo de escolher entre uma psicanálise que se pretendia "apolítica" e a revolução social, optou por se alistar como médica nas Brigadas Internacionais que iriam para a Espanha em guerra civil.

Langer permaneceu na Espanha até 1939 e, após a vitória franquista, refugiou-se, primeiro no Uruguai e, em 1942, estabeleceu-se definitivamente na Argentina. Nesse mesmo ano em que chegou a Buenos Aires, foi recebida com alegria por um pequeno grupo de psicanalistas e, com eles, começou a fundar aquela que seria a primeira associação psicanalítica da América Latina a ser reconhecida pela *International Psychoanalytic Association* (IPA), a *Asociación Psicoanalitica Argentina* (APA). Entre os seis psicanalistas que assinaram a ata de fundação, estava Enrique Pichon-Rivière.

Na Argentina, Langer iniciou sua atividade de psicanalista e a formação de psicanalistas sem precisar esconder sua sensibilidade de "esquerda". Esta condição mais aberta, entretanto, não encobria o fato de que, dentre todos os analistas da APA, Pichon-Rivière era o único com quem ela podia falar livremente de política e psicanálise. Ele estivera muito envolvido no comitê de solidariedade à Espanha republicana e gostava, por exemplo, de contar como havia recolhido dinheiro entre os caminhoneiros a fim de enviar a primeira ambulância como doação dos argentinos aos republicanos espanhóis. Então, a psicanalista comunista, marcada pela experiência da guerra e do exílio, aproximou-se do psicanalista solidário e sensível que fundaria, anos depois, a Escola de Psiquiatria Social. Não foi casual que ambos influenciassem toda uma linhagem de psicanalistas e terapeutas cuja escuta analítica era sensível à dimensão não individual daquele que lhe dirigia a fala, movido por seu sofrimento. E é neste ponto exato que captamos outra marca da origem e da herança que, mais tarde, vieram compor a prática dos acompanhantes terapêuticos.

Nascido em 1907, na Suíça francesa, Enrique Pichon-Rivière mudou-se para a Argentina com três anos de idade. Viveu em uma pequena cidade da província de Corrientes, e a língua francesa foi substituída, primeiro, pelo guarani e, mais tarde, pelo castelhano. Formou-se médico em Rosário e iniciou sua prática psiquiátrica em Buenos Aires, no Asilo de Torres. Dentro desse manicômio destinado a pacientes oligofrênicos, o Nada imperava ainda mais forte do que noutros manicômios. Como aconteceu com Tosquelles e da mesma maneira que tocou Langer, a ação de Pichon-Rivière com estes pacientes foi movida pela crença na capacidade criativa do homem. Ela foi um desdobramento de seu desejo de questionar a miséria do homem, do imperativo de cutucar seu Nada.

Na ala dos oligofrênicos, Pichon-Rivière começou a praticar psiquiatria partindo de uma simples proposição: dirigindo-se àquele bando inumano, os amontoados abandonados pelo chão do manicômio, ele lhes sugeriu organizar um jogo de futebol. Esse simples gesto foi uma grande intervenção. Para concebê--lo, Pichon-Rivière precisou ter o desprendimento de imaginar potenciais jogadores, ali onde haveria, para sempre, tão somente oligofrênicos. Foi-lhe necessário duvidar dos diagnósticos e pôr em cheque também os prognósticos, sempre incapacitantes. E quando imaginou alguém jogando, ali onde só se via homens ocos, Pichon-Rivière restaurou a dinâmica do existir. Um outro olhar, um outro sentido, e a possibilidade de outras relações de produção. Com esse simples enquadramento – uma bola e duas equipes de futebol – um campo se organizou e, ali, as coisas da vida começaram a poder se passar. A partir disso, as tramas sociais se tornavam reconhecíveis, os conflitos podiam começar a surgir e ser enfrentados.

A vida cotidiana e sua crítica constituem o plano de intervenção que Pichon-Rivière demarcou, aquele no qual sabia estar envolto e no qual pretendia agir. Ele sabia que a vida cotidiana pode se transformar no espaço do hábito, na ilusão de um suposto "já--sabido", quando então uniformiza o tempo. Essa uniformização é a vitória da homogeneização sobre aquilo que, entretanto, pode ser a multiplicidade social. E é a partir desta crítica ao cotidiano, proposta por Pichon-Rivière, que o plano do vivo pode se organizar. Abalada a naturalidade do dia a dia cronificado, pode surgir o fragmento inesperado, o "sendo" em seu plano menor, micropolítico. Pichon-Rivière chamou esse movimento de "aprendizagem": práxis da relação entre sujeito e mundo.

Já no Hospício de las Mercedes, para onde migrou pouco tempo depois e permaneceu por mais de vinte anos como psiquiatra, psicanalista e professor, Pichon-Rivière deparou-se novamente com o abandono e os maus-tratos triviais nos manicômios. Compartilhou esse abandono com sua mais íntima companheira entre os psicanalistas, aquela que, em Viena, vivera a tensão entre a psicanálise individualista e a política social, a guerra, a precariedade e o exílio. Langer foi sua interlocutora fundamental para elaborar suas ações no manicômio.

Pichon-Rivière instalou-se no setor de recepção e triagem dos pacientes, na linha fronteiriça que decide entre os que ficavam no hospital psiquiátrico e os que retornam para casa, discriminando os de dentro dos de fora. Em função desta experiência sistemática, ele foi instado a pensar no sujeito que ficava para ser internado enquanto a família se distanciava daquele seu parente que ela ali depositava. Pichon-Rivière foi compreendendo que o parente internado era o porta-voz de uma crise do grupo familiar – sinalizando a desestabilização do equilíbrio, provavelmente já precário, até então encontrado por este grupo familiar –, e começou a inventar uma operatividade que supunha a inseparabilidade deste sujeito em relação ao seu lugar de pertencimento, sua rede de ligações.

No manicômio, Pichon-Rivière discutia os casos dos pacientes com grupos de enfermeiros, porque os enfermeiros eram aqueles que tinham maior contato e maior intimidade com os doentes e eram também os que menos tinham conhecimento a respeito da saúde e da doença mental. Era preciso aprender, aprender segundo aquilo que Pichon-Rivière considerava aprendizagem, ou seja, nós nos identificamos com algo da loucura que percebemos no outro e, assim identificados, nos defendemos da ameaça e do medo deste outro de nós mesmos. Reagimos e nos defendemos no ponto exato em que nos simpatizamos com aquilo que, no paciente, é igualmente reconhecível como temido em nós. Mas é também neste exato ponto que o doente pode se sentir, ele também, um sujeito, se não nos defendemos desta identificação recíproca. O doente percebe sua semelhança espelhada por este outro, não doente, considerado um sujeito que faz parte de uma grupalidade.

A aprendizagem, segundo Pichon-Rivière, é não rechaçar esse espelhamento identificatório da semelhança que não queremos ver. Não rechaçar para não repetir a ruptura que alienará o doente em sua impressão de ser-menos ou de não-ser. E deixar acontecer o encontro. Mais ainda: todo esse processo de múltiplos reconhecimentos se faz mais preciso e mais potente se considerarmos que ele acontece na dimensão de uma grupalidade.

O trabalho com os grupos de enfermeiros criou um sentimento e uma cultura grupal, frutos da participação naquela experiência coletiva. O aprendizado melhorou o trato que eles tinham com os pacientes. Entretanto, todo esse avanço foi ainda muitíssimo menor do que o vivido a partir da situação que obrigou alguns pacientes a fazerem o trabalho dos enfermeiros que não puderam vir ao serviço, por causa de uma longa greve sindical. Pichon-Rivière constituiu um grupo de formação que converteu enfermos em enfermeiros. Agora, os enfermos-aprendizes identificavam-se genuinamente com os outros enfermos, refletindo e conceituando ativamente sua experiência cotidiana e comum. Os enfermeiros, junto com muitos outros profissionais, tornaram-se quase dispensáveis...

Invenção brasileira

Ainda queremos ressaltar um último elo dessa corrente das origens do acompanhamento terapêutico. A nossa derradeira acompanhante é Nise da Silveira.[4] Nascida em Maceió, Nise da Silveira (1905-1999), sempre rebelde, foi, não por acaso, a única mulher a se formar na turma de medicina de 1926, na Bahia. Em sua tese de fim de curso, investigou a vida em um presídio de mulheres, e aí teve o primeiro contato com pacientes psiquiátricas. Apesar de ter ido para o Rio de Janeiro imediatamente após sua formatura, a fim de procurar trabalho, sendo mulher, somente em 1933, seis anos depois de sua chegada, foi aprovada em um concurso público. Assim, Nise da Silveira passou a morar no Hospício de Pedro II, na Praia Vermelha, e sua vida profissional se ligou definitivamente à psiquiatria. Sempre insurgente e agitada, foi presa três anos mais tarde, em 1936, acusada por uma enfermeira do hospital de ter livros comunistas guardados em seu quarto. Por esta acusação, esteve presa por um ano e oito meses, junto com Olga Benário, Graciliano Ramos e outros militantes comunistas. Quando liberta, e sob a ameaça de ser presa novamente, refugiou-se no interior nordestino. O ganho secundário deste exílio foram os oito anos de imersão na vida artesanal e na cultura riquíssima do povo do nordeste.

Retornou às suas funções de psiquiatra no serviço público somente em 1944, após a anistia. Caso contrário, não poderia ter retornado ao trabalho. Ao retomar o posto de psiquiatra, agora no Centro Psiquiátrico Nacional Pedro II, no bairro de Engenho de Dentro, Nise da Silveira já sabia que o arsenal da psiquiatria clás-

---

4. As referências a respeito de Nise da Silveira encontram-se em SILVEIRA, N. *O mundo das imagens* (São Paulo: Ática, 1992) e em MELO, W. *Nise da Silveira* (Rio de Janeiro: CFP/Imago, 2001).

sica – banhos, comas insulínicos, choques elétricos, algumas incipientes tentativas de psicocirurgias – não combinava com sua sensibilidade e suas condutas para tratar um paciente. A experiência na prisão determinou o tipo de contato que passou a estabelecer com os internos do hospital psiquiátrico: conhecera profundamente o que era a dimensão prisional dos indivíduos internados. Nise da Silveira ingressou no CPN Pedro II para trilhar outro caminho... Por isso, começou sua invenção escolhendo o ateliê da Seção de Terapia Ocupacional (STOR). Queria fazer dele o espaço essencial para o tratamento das psicoses. Escavou esse cantinho, esse recanto. Na época, a terapia ocupacional era considerada uma terapêutica subalterna, destinada, no máximo, a distrair o dito doente mental. Nise intuía a potência da pintura, da modelagem e da música como a linguagem primordial nos estados psicóticos. A fim de estabelecer as condições favoráveis para essa produção expressiva profunda nos estados psicóticos, Nise julgava necessário um clima de tranquilidade e sem obrigatoriedades, uma espécie de instante parado no tempo, no qual os indivíduos se sentissem e estivessem livres para falar de si, exprimir seus sofrimentos e seus sintomas e, também, seus talentos. Os trabalhos, feitos em série por um sujeito no ateliê, iam dando formas às emoções tumultuosas de seu mundo intrapsíquico, e eram seguidos e, às vezes, interpretados por Nise da Silveira como um processo por onde corria a elaboração de suas significações. As conexões entre as imagens que emergiam da obra e a situação emocional vivida pelo sujeito produziam novas pinturas, outras modelagens, e Nise conferia mais sentidos a tais desenvolvimentos.

Com as experimentações ao longo dos anos e com a sustentação implicada de Nise e dos monitores, a Seção de Terapia Ocupacional se expandiu, chegando a contar com 17 núcleos de atividades dentro do CPN Pedro II. Essas atividades infundiram vida ao hospital psiquiátrico, alterando a relação de cada sujeito em particular e, para mais além, os modos de relação entre os sujeitos que se reuniam e participavam dos ateliês. Além dos processos analíticos individuais, a experiência de participar dos grupos fortalecia as relações sociais de cada um. Em virtude de todas essas descobertas com os participantes dos ateliês, por causa do valor terapêutico verificado nas atividades de terapia ocupacional, surgiu, em 1952, dentro do CPN Pedro II, o Museu de Imagens do Inconsciente. O próprio hospital psiquiátrico se descobriu alterado.

Apesar de alguma abertura que os ateliês cunharam no hospital psiquiátrico, tudo isso não foi suficiente para diminuir a preocupação de Nise da Silveira a respeito da extensa debilidade psíquica e social que a internação no hospital psiquiátrico causava aos pacientes. Um efeito dessa exclusão era, por exemplo, o impressionante número de reinternações no CPN Pedro II, que atingia 70% dos pacientes que recebiam alta. Isto tornou premente o desejo de enfrentar a condição de aprisionamento imposta pela instituição psiquiátrica e fez urgente a necessidade de criar um lugar e construir um trabalho que acompanhasse a saída do sistema psiquiátrico e a frequentação na realidade cotidiana comum. Para lidar com o limite e o fracasso do tratamento nos hospitais psiquiátricos, Nise da Silveira propôs, em 1956, em sintonia com incipientes experiências similares na França e na Argentina, uma experiência inédita no Brasil: a criação de uma instituição cuja proposta era de não internar os pacientes, mas, sim, tratá-los em regime aberto, com liberdade de entrar e sair.

Assim, surgiu a Casa das Palmeiras, a primeira experiência institucional deste tipo no Brasil. A Casa das Palmeiras não tinha fins lucrativos, destinando-se basicamente ao tratamento de egressos do hospital psiquiátrico. Nise começou a utilizar a palavra "clientes" para qualificar os pacientes egressos, buscando mudar o conceito de tratamento já desde a maneira como eram tratados os indivíduos com os ditos problemas mentais. Frequentada diariamente por cerca de 40 clientes, a Casa das Palmeiras funcionava apenas nos dias úteis, em regime de externato, e tinha como metodologia fundamental o exercício espontâneo de atividades expressivas diversas.

Na Casa das Palmeiras, as relações interpessoais eram o propulsor das forças criativas. Todos os profissionais – médicos, monitores, psicólogos, estagiários – participavam das atividades expressivas junto com os clientes, recebendo orientação quando necessário. De maneira inédita para a época, todos faziam as refeições em conjunto, sem discriminação de lugares especiais. Foi nesse ambiente de relacionamento coletivo e cotidiano, entre os clientes e os profissionais, que Nise trabalhou até o final de sua vida profissional.

Diz Nise da Silveira (1992):

> Convivendo com o cliente várias horas por dia, vendo-o se exprimir verbal ou não verbalmente, em ocasiões diferentes, seja no exercício de atividades individuais ou de grupo, a equipe logo chega a um conhecimento bastante profundo de seu cliente. E a aproximação que nasce entre eles, tão importante no tratamento, é muito mais genuína que a habitual relação estabelecida em um consultório entre médico e paciente [...]. Essas normas incomuns existem desde a fundação da casa, em 1956. Não contribuíram para fomentar desordem. Pelo contrário, seus efeitos criaram um favorável ambiente terapêutico para pessoas que já sofreram humilhantes discriminações em instituições psiquiátricas e até mesmo no âmbito de suas famílias; isso sem citar, por demais óbvias, as dificuldades que se erguem no meio social para recebê-los de volta (p. 21).

Poderíamos seguir nossa busca por mais acompanhantes que confirmam, a cada vez, a ideia de que no acompanhamento terapêutico não há começo, de que são experimentações originais e de que somos efeito de origens, como dissemos inicialmente. Poderíamos tomar a experiência da Clínica Pinel, em Porto Alegre, no início dos anos 1960, cuja equipe conferiu um lugar especial para o auxiliar psiquiátrico. Carmem Dametto, que pertenceu à equipe, diz que o auxiliar psiquiátrico, uma espécie de precursor do acompanhante terapêutico, era "um paciente com mania de ajudar os outros".

Refletindo sobre sua experiência, em 1976, dezesseis anos depois da fundação da Clínica Pinel, Dametto (2012) escreveu:

> A função do auxiliar psiquiátrico, teoricamente, é acompanhar o doente, estar junto, verdadeiramente, a qualquer hora [...]. Não fazer as coisas por ele, alimentando a dependência [...]. Mesmo que o auxiliar ache

uma ideia "maluca", desde que não traga perigos para o paciente, deve incentivá-lo e mesmo ajudá-lo a executar a obra. Boa ou má, a ideia deve ser levada à ação. Assim, o doente aprenderá por sua experiência. Aí o auxiliar poderá até descobrir que o que ele achava não exequível, não o é (p. 157-158).

Também poderíamos ir aos detalhes do que significou para o campo dos tratamentos psíquicos a eclosão do movimento psicodramático,[5] na segunda metade dos anos 1960, especialmente na cidade de São Paulo, até então dominada por uma sociedade psicanalítica conservadora e elitista e por uma psiquiatria fielmente organiscista. Embora a sociedade psicanalítica fosse a única referência quando se buscava um tratamento não exclusivamente medicamentoso, seus psicanalistas derivavam boa parte dos casos que escapassem à neurose para as internações psiquiátricas. Poderíamos entender o efeito analisador que a chegada do psicodrama causou no saber burocratizado e congelado da maior parte dos psicanalistas daquela sociedade que, na época, se imaginavam os portadores da verdade a respeito do psíquico; poderíamos dimensionar o significado de ruptura que se produziu sobre o domínio do modelo dualista e privativista da intimidade analista-paciente, que até então parecia ser a única forma de tratamento psíquico.

Já no Brasil desde o final dos anos 1950, Pierre Weil, psicólogo francês, interessou-se pelo psicodrama moreniano no início dos anos 1960. Em meados dessa mesma década, Weil já havia lançado o psicodrama triádico – Moreno, Freud e Lewin – nos meios universitários e educacionais de Minas Gerais e, desde então, propagava o psicodrama em Belo Horizonte e no Rio de Janeiro. Foi a partir da presença de Jaime Rojas-Bermúdez (colombiano radicado na Argentina, psicanalista antes de se tornar psicodramatista) no v *Congresso de Psicoterapia de Grupo*, em maio de 1967, que se iniciou a explosão do psicodrama em São Paulo.

---

[5]. As referências a respeito desta movimentação encontram-se em CEPEDA, N. A. & MARTIN, M. A. F. *MASP 1970: o psicodrama* (São Paulo: ágora, 2010) e em CESARINO, A. C. A essência do psicodrama é o coletivo (*Jornal de Psicologia / CRP-06*, n. 127, p. 3, 2001).

Após dirigir um muito impactante primeiro psicodrama público, realizado no Teatro da Universidade Católica (TUCA), um segundo psicodrama público no Hospital do Servidor Estadual e de fazer uma apresentação na Escola Paulista de Medicina, Bermudez foi convidado pelos psiquiatras Michel Schwarzschild e Osvaldo Di Loreto, psiquiatras da futura Comunidade Terapêutica Enfance, para ministrar, em janeiro de 1968, um curso de quinze dias aos profissionais da Clínica Enfance, embrião desta comunidade terapêutica. O que, a princípio, seria um grupo de 12 pessoas, em poucos meses se transformou em 3 grupos que dividiam 36 pessoas, que se encontraram com muito vigor por duas vezes em janeiro, cada encontro durava uma semana.

Ao longo do emblemático ano de 1968, este grupo inicial de profissionais, na maioria psiquiatras, ligados ao Hospital das Clínicas, ao Hospital do Servidor Estadual, ao Hospital do Juquery, ao Instituto Sedes Sapientae, à Santa Casa de Misericórdia de São Paulo, à Faculdade de Psicologia da Universidade de São Paulo e até à Sociedade Brasileira de Psicanálise de São Paulo, fundou o Grupo de Estudos de Psicodrama de São Paulo (GEPSP) e organizou uma formação sistemática em psicodrama, orientada por Bermúdez e sua equipe, que passaram a vir a São Paulo por uma semana inteira, a cada dois meses. Os 70 alunos, no final de 1968, cresceram para 130 alunos em 1969 e para 200 alunos distribuídos em 11 grupos, no final de 1970.

Ali, profissionais simpáticos às alternativas à psiquiatria tradicional organicista encontraram no psicodrama a possibilidade criativa não oferecida pela burocrática sociedade psicanalítica paulistana – possível abertura que nunca se abriu. O ar da época reclamava uma intersecção ainda mais intensa entre a psiquiatria e a política. O psicodrama tinha as ferramentas adequadas para propor esta articulação, e fez isto.

Diz Fonseca (*apud* Cepeda & Martin, 2010):

> O psicodrama foi um *boom*, um movimento revolucionário no meio psicológico paulista [...]. Por meio das técnicas de grupo e do psicodrama era possível atingir o grupal, o familiar, o social, o cultural e o político. O movimento da psicoterapia de grupo e do psicodrama representava a liberação do *setting* intimista da psicoterapia individual. Nossos "gurus" passaram a ser Moreno, Lewin, Slavon, Bion, Foulkes, Rodrigué, Langer e muitos outros (p. 52).

Este movimento paulistano tão intenso fez o v *Congresso Internacional de Psicodrama e Sociodrama* ocorrer em São Paulo, em 1970. Tocado pela experiência da Comunidade Terapêutica Enfance – que desde a inauguração, em 1969, construía sua concepção terapêutica em estreita ligação com o movimento psicodramático –, Bermudez propôs que o congresso internacional acontecesse junto com o I *Congresso Internacional de Comunidade Terapêutica*. Os presidentes honorários deste evento fundamental foram Moreno e Maxwell-Jones.

Nesse congresso, a ditadura militar pressionou e censurou cartazes com frases do livro de Moreno que seriam espalhados pelas paredes do Masp, recém inaugurado, onde ocorreu o evento, além de impedir a participação do Living Theatre, grupo teatral nova-iorquino que reivindicava o rompimento com as estruturas tradicionais de expressão teatral e com as formas tradicionais de fazer política. O Living Theatre trazia em seu discurso a questão da liberação sexual, pois sem ela não seria possível falar de política libertária. Apesar destas proibições, o congresso reuniu mais de 3 mil pessoas, dentre as quais, como registra Antônio Carlos Cesarino, foi preciso computar os policiais do II Exército, para os quais os organizadores foram obrigados a conceder inscrições gratuitas. O Living Theatre, impedido de participar do v *Congresso*, foi a Ouro Preto para se apresentar no Festival de Inverno e ali se instalou por dois anos, até seus integrantes serem presos e deportados, sob a alegação legalista de porte de maconha.

Poderíamos continuar a multiplicação de nossos acompanhamentos com esses acompanhantes das origens que nos ajudam a entender o estatuto atual do acompanhamento terapêutico entre nós. Poderíamos nos deter na experiência da Comunidade Terapêutica Enfance, em Diadema, liderada por Osvaldo Di Loreto (1929-2009), onde se inventou aquilo que os profissionais da comunidade terapêutica escolheram chamar de "terapia do ambiente". Mas suspenderemos aqui nossa breve história do acompanhamento terapêutico.

Desde que se formalizou o nome *acompanhante terapêutico*, no início dos anos 1980, até os dias atuais, somam-se cerca de 35 anos de prática clínica. Nesse intervalo de tempo, o acompanhamento terapêutico se expandiu e os acompanhantes terapêuticos se multiplicaram, trabalhando individualmente ou fazendo parte de grupos e de instituições.

A escolha que fizemos por pensar as origens em vez de nos dirigirmos a um suposto início ou tentarmos caçar uma descoberta, implica essa consequência: havendo várias origens, várias fontes, vários efeitos, há mais de um ponto de partida, os caminhos não podem traçar uma Evolução. Ao pensarmos as origens, portanto, estamos no campo de diversidades que se tocam, se atravessam, se atritam, eventualmente se excluem, e variam continuamente e aos saltos.

Diante da multiplicidade, preferimos, sobretudo, garantir as condições para que os enfrentamentos possam acontecer e continuar adiante: preferimos colocar lado a lado, privilegiar o pensamento e a argumentação a respeito do porquê cada um faz aquilo que faz no trabalho de acompanhamento terapêutico, a respeito da relação entre o fazer do acompanhante terapêutico e o efeito deste fazer na vida daquele que é acompanhado. Preferimos refugiar e avivar os confrontos que nos põem lado a lado, frente a frente. Surgem fendas. As fendas que brotam dos enfrentamentos e das confrontações são justamente os movimentos de distinção entre os vários modos de pensar e intervir no acompanhamento terapêutico.

É certo que quanto mais compreendemos as diferenças, mais nos adentramos em nosso próprio fazer, mais nossos contornos podem se delinear. Cada fenda, porém, é cada vez mais se avizinhar do outro e, também, cada vez mais da intimidade com o desconhecido em nós. A enormidade de ficar totalmente vizinho do totalmente outro! Neste aprofundamento, ao mesmo tempo que estamos no ponto de acolher e, então, roçar a alteridade do outro, damos asilo ao profundamente outro de nós mesmos. As fendas profundas significam que há encontro.

Mas tememos este encontro. Nesta iminência, nesta angústia, é facílimo nos protegermos. Sabemos que é uma tendência nossa, regular, escorregar para o fechamento em relação ao outro da fenda, fazer a distância por causa de uma "diferençazinha" incipiente que prontamente nos catapulta para longe, fazendo-nos sentir novamente o ser da certeza, a ilusão do individual. Sabemos que o mínimo "barulhinho" acorda o Narciso que dorme seu sono leve dentro de cada um de nós. Refazemo-nos temporariamente seguros, sábios e aliviados.

Árdua tarefa. Aprofundar é chegar mais perto e fazer-se mais nítido. Sentir o cheiro. Querer saber o saber inapreensível. Ter medo. Conversa infinita.

Entretanto, é assim, envolvidos, revolvidos, que podemos nos acompanhar na proximidade com as fendas, uns vizinhos aos outros nas nossas distinções, hospitaleiros com aquele que está do outro lado. Se o comunismo, o exílio e a invenção dos acompanhantes originais a que acabamos de nos referir – Tosquelles, Langer, Pichon-Rivière, Nise da Silveira, Di Loreto – marcam de alguma maneira o acompanhamento terapêutico, é porque, em alguma medida, isso deles é também nosso. Diante do exilado, do sem pátria, do estrangeiro, somos convocados a reafirmar nossa radical condição: sermos "amigos" do outro da fenda. Se não tivermos isso, não somos acompanhantes terapêuticos. Nisso estamos todos, na saúde e na doença. Nosso comunismo é isso: o estrangeiro é nosso Comum.

É nesse sentido que toda saúde, e toda doença, é pública.

É com este espírito que reunimos os próximos capítulos.

PARTE II

CLÍNICA

A língua do silêncio

Uma das noções utilizadas por Sigmund Freud para esboçar os processos psíquicos que agem nos processos de subjetivação dos seres humanos é o intrincamento – ou não – da pulsão de vida atravessando e fundindo-se com a pulsão de morte. Aprendemos isso, detalhadamente, em "O problema econômico do masoquismo" (1924).

O texto a seguir, com pequenas modificações, foi preparado em 2003 durante as interlocuções com a Companhia Teatral Ueinzz e com a Desoficina da Palavra, e apresentado em setembro de 2003 por ocasião do Simpósio A Vida em Cena: Teatro e Subjetividade, promovido pelo Instituto de Psicologia da Universidade Federal do Rio Grande do Sul e realizado na Usina do Gasômetro, em Porto Alegre. Foi publicado posteriormente, em 2008, na coletânea intitulada A vida em cena (2008).[1]

Aqui, o texto pretende fazer uma referência mínima às condições de possibilidade para nossa constituição psíquica como sujeitos. Cada um de nós está, desde as origens, destinado a dar nascimento ao que virá a ser, e vai sendo, nossa forma singular. Todo este devir é devir do Inconsciente. Somos o efeito das histórias que nos marcam e que falam em nós, no tempo do infantil. Com as histórias, intrincamos em nós mesmos as pulsões; somos os efeitos desta conquista. Somos a história que contamos de nós nesta conquista.

Daí, a linguagem, a que acedemos de um modo ou de outro, mas na condição de não perdermos de vista que, como escreve Jean-Bertrand Pontalis (1988), "[...] não é a linguagem que faz a linguagem" (p. 58).

Elias Canetti é um escritor búlgaro. Em sua autobiografia, A língua absolvida (1987), ele conta que "búlgaro" nunca retratou suficientemente sua nacionalidade, pois na cidadezinha em que

---

1. PORTO, M. A língua do silêncio. In: FONSECA, T. G., PELBART, P. P. & ENGELMAN, S. A vida em cena. Porto Alegre: UFRGS, 2008.

nasceu viviam pessoas das mais diferentes origens. Além dos judeus sefarditas como ele, haviam russos, romenos, turcos, gregos, albaneses, armênios, ciganos e, até mesmo, búlgaros. Ainda que não os compreendesse, Canetti podia ouvir sete ou oito idiomas diferentes em um único dia. Apesar dessa profusão linguística, os primeiros dez anos dessa criança foram de condenação ao silenciamento: a condenação começou aos dois anos de idade, naquele dia em que, ao descer com a empregada as escadas do prédio em que morava, foi parado pelo porteiro espirituoso que pediu para a criança-Canetti lhe mostrar a língua e, por brincadeira, ameaçou cortá-la com um canivete... E, em seguida, preferiu deixar isso para o dia seguinte.

O canivete adulto voltou a ameaçar a criança-Canetti todas as manhãs, durante alguns dias, como no conto de fadas em que João, irmão de Maria, suspende a respiração diante da bruxa que mede o dedo do menino antes de cozinhá-lo inteiro no caldeirão.

No futuro, seria essa criança-Canetti o escritor da língua absolvida. Mas não somos, cada um de nós com nossa própria infância, de alguma maneira, condenados ao silenciamento para só depois nos tornarmos, como essa criança, autores na língua absolvida? Não é este o destino trágico que faz a nossa espécie?

Queremos logo de início adiantar o modo como pensaremos na língua do silêncio: a língua do silêncio fala no tempo do infantil. Pois o tempo do infantil é o tempo em que tudo o que acontecerá mais tarde já aconteceu antes-ali, sendo guardado pela criança em misteriosos esconderijos interiores. O tempo do infantil é o tempo em que tudo o que existe além dele se chama o resto do mundo. Portanto, não desejamos sempre sermos os filhos de alguma língua absolvida?

A criança-Canetti tinha sete anos, um irmão mais novo, e já morava em Manchester, na Inglaterra, quando seu pai, aos 31 anos, morreu. Um pouco antes de isso acontecer, a mãe adoeceu e foi se tratar em um balneário distante, deixando os dois filhos aos cuidados do pai. A criança-Canetti não sentiu muita falta da mãe, mas simulou saudades porque notou que era isso o que seu pai esperava dela. Nas seis semanas de ausência da mãe, percebeu com tristeza que o pai já não lhe dava tanta atenção, não conversava como antes nem inventava brincadeiras e, preocupado, parecia ter seus pensamentos todos voltados para a mãe ausente. Certo dia, o pai surgiu divertido como fora antes e anunciou que a mãe deles chegaria no dia seguinte. A criança-Canetti ficou contente porque o pai estava contente, mas o estranhamento a criança--Canetti sentiu sem entender. Só bem depois, já adulto, soube que se tratara da tensão surda de um conflito entre os pais: sua mãe havia pensado em ficar mais tempo no balneário, mas o pai telegrafou exigindo que ela voltasse imediatamente.

No dia da chegada da mãe, esta contou para o pai que se sentira envolvida pelo médico que a tratava, e que o médico lhe confessara seu amor e lhe propusera casamento. Embora em nenhum momento ela tivesse pensado seriamente em deixar o marido, estava agradecida por ele obrigá-la a retornar, pois talvez ela não tivesse força para voltar por si mesma. Embora ao chegar a mãe estivesse radiante e feliz, pensando que seu regresso representava a prova de amor maior em favor de seu marido, este, enciumado, tornou-se cada vez mais colérico e passou o resto da tarde e a noite em silêncio e sem dormir. A mãe fez todo o possível para que o pai falasse com ela, mas o mutismo irado do pai a fez desistir, e ela também se calou. Nesse dia da chegada da mãe, a criança-Canetti não viu o pai; à noite, o pai não foi ao quarto desejar boa noite para ele e seu irmão.

> Mas na manhã seguinte, ele tornou a aparecer e fez com que meu irmãozinho menor falasse. "Georgie", disse ele, "Canetti", respondeu o pequeno, *"two"*, meu pai, *"three"*, o pequeno, *"four"*, meu pai, "Burton", o pequeno, "Street", meu pai, "West", o pequeno, "Didsbury", meu pai, "Manchester", o pequeno, "England", meu pai, e eu finalizei, redundante e bem alto, "Europe". Assim o nosso endereço estava novamente completo. Guardei estas palavras mais do que quaisquer outras: foram as últimas que ouvi de meu pai, antes dele morrer...
>
> Ele desceu para o café da manhã onde minha mãe o aguardava. Ele sentou-se à mesa sem falar e pegou o jornal. Quando caiu fulminado pelo ataque, não havia pronunciado sequer uma palavra. Ouvimos gritos

lancinantes. A governanta se precipitou escada abaixo e eu a segui. Pela porta aberta da sala de jantar vi meu pai estendido no chão. Estava estirado entre a mesa e a lareira, bem próximo da lareira. Seu rosto estava branco e havia espuma ao redor da boca; minha mãe, ajoelhada a seu lado, gritava: "Jacques, fale comigo, fale comigo, Jacques, Jacques, fale comigo!". Como não parasse de gritar, começou a entrar gente em casa, os vizinhos Brockbank, um casal de adventistas, pessoas estranhas da rua. Fiquei junto à porta, minha mãe segurava a cabeça com as mãos, arrancava os cabelos e continuava a gritar. Dei um passo hesitante para a sala, em direção a meu pai. Não entendia o que se passava e queria perguntar a ele, quando ouvi alguém dizer: "A criança precisa sair". Os Brockbank seguraram-me ternamente pelo braço e conduziram-me até o seu jardim.

Lá fui recebido pelo seu filho Alan, muito mais velho do que eu, que falava comigo como se nada tivesse acontecido. Perguntou-me sobre o último jogo de críquete da escola; eu lhe respondi, mas ele queria saber todos os detalhes e continuou perguntando até que eu não tinha mais respostas a dar. Depois quis saber se eu conseguia trepar em árvores. Eu disse que sim, ele apontou para uma árvore dali, que se inclinava sobre o nosso próprio jardim. "Duvido que você consiga trepar nessa árvore", disse ele, "garanto que não. É difícil demais para você. Faltar-lhe-ia coragem." Aceitei o desafio, examinei a árvore, fiquei em dúvida (mas não o demonstrei), e disse: "Posso. Sim. Sei trepar!". Aproximei-me da árvore, apalpei-lhe a casca, me abracei ao seu tronco... e ia começar a escalada, quando se abriu a janela de nossa sala de jantar. Minha mãe se debruçou bem para fora e, ao me ver com Alan junto à árvore, gritou, estridentemente: "Meu filho, você está brincando e seu pai está morto! Você brincando, brincando, e seu pai está morto! Seu pai está morto! Seu pai está morto! Você está brincando e seu pai... está morto!". Gritava e seus gritos eram ouvidos em toda a rua: gritava cada vez mais alto, até que a puxaram com força para dentro da sala. Ela resistia, e continuei ouvindo-a gritar quando já não a via, por um bom tempo.

Com seus gritos, a morte de meu pai penetrou em mim e nunca mais me abandonou (Canetti, 1987, p. 68-69).

Suspendo aqui essa terrível descrição para dizer que não foi apenas a morte do pai que nunca mais abandonou a criança-Canetti. Principalmente, foi a criança-Canetti que, sem se abandonar na morte, nunca mais abandonou a morte definitiva do pai e a primeira grande morte da mãe. A criança-Canetti guardou essas duas mortes como se guarda um bolsão de silêncio em meio à turbulência estridente. Guardou-as como um volume infinito de sua vida que jamais seria domesticável pelas palavras e pelos nomes. Mas não somos, cada um de nós em nossa própria infância, lançados ao silenciamento para só aos poucos nos tornarmos protagonistas da língua do silêncio? Não é o infantil esse tempo Irredutível e sem nome? Esse tempo de plena inauguração, de penetração do Desconhecido nos traspassando? Esse tempo originário em que as palavras se definiram como eternamente insuficientes para nos orientar?

Porque o infantil é esse tempo originário, de desconhecimento e inauguração, em que não há mapas nem nomes predeterminando as escalas por onde iremos estabelecer nossa trilha pessoal inédita. Por isso, precisamos agora nos referir a outro episódio, narrado por Ponce de Léon (1992): o da experiência do bufão Juanito a bordo da nau Trinidad, uma das três naus comandadas por Fernão de Magalhães, que zarpou, em 1519, pretendendo atravessar pela primeira vez os estreitos entre a América do Sul e a Antártida e contornar o continente americano ignorado.

Dom Magalhães era a única pessoa daquela expedição a guardar o segredo de atingir o Pacífico pelo caminho impossível do Novo Mundo, ali na beirada de onde o mundo supostamente terminaria em penhasco. Depois de alguns meses de tempestades, naufrágios e frios crescentes, depois de embicar para o cabo da Boa Esperança, mas fazendo-o por uma rota desconhecida, demasiada ao Sul, o Capitão alvoroçou definitivamente seus desconfiados comandados quando anunciou que deixariam a baía em que estavam, seguindo pela direção ainda mais ao Sul e mais ao Oeste, em vez de finalmente dobrar para Leste, como era usual.

"Isso é o fim do mundo", foi o burburinho geral.

Sair da baía rumando mais ao Sul? Estaria louco o capitão? Mas que caralho estava tramando Dom Magalhães, perguntou-se Juanito petrificado, quando escutou a ordem de continuarem 75 graus a Sudoeste.

Com a permissão só dada aos bufões, Juanito, já lacrimejando, lançou-se para agarrar as pernas do capitão ao mesmo tempo que berrava a pergunta de quem ele queria convencer com aquela exibição de segurança e determinação enquanto conduzia todos direto ao fim do mundo.

Tão logo o capitão tomou sua decisão insana, Andrés, um astrólogo mudo, cosmógrafo do navio, foi tomado por uma terrível agitação. Insistentemente, passou a pegar a mão do capitão e abrir a caverna vazia de sua própria boca para meter os dedos dele dentro dela. Depois apontava para a boca que se abria entre as fendas daqueles estreitos de altas paredes congeladas, novamente apontava para sua própria boca vazia e pegava a mão do Capitão, repetindo o gesto. Fez isso algumas vezes até o capitão entender que deveriam entrar naquela segunda boca que saía a estibordo da baía em que estavam.

Então, no dia seguinte àquele anúncio, apoiado apenas pelo astrólogo mudo, Dom Magalhães cumpriu sua temível decisão de seguir a Sudoeste, pelos estreitos e íngremes canais. Juanito, o bufão, registrou assim a entrada dos marinheiros nos fiordes inimaginados do Sul:

> A alvorada mal despontou e as naus deslizam com passo felino sobre a água.
>
> As duas naus parecem torres sobre o dorso curvo do oceano e, mais ao longe, duas damas cobertas por rendas altas, bamboleando as cabeças ao ritmo de uma conversa amável, e, depois, brinquedos que uma criança tivesse abandonado no fundo do jardim, ao pé de um muro azul. Isso, porque o céu se levanta do horizonte marinho como um muro azul e as naus desaparecem por uma fenda, uma atrás da outra, com o gesto nervoso das lagartixas em um dia de sol.
>
> São transparentes e frias como o cristal, as águas nunca dantes fendidas por proa alguma, e têm o resplendor dos espelhos, lá onde o sol as alcança.
>
> Porque à medida que avançamos, o interior dos canais torna-se mais sombrio, e as naus parecem fantasmas, banhadas por aquela luz fria, astral.
>
> Entre os vales e os estreitos encerrados entre barrancos altos, reina uma desolação e um silêncio de coisa morta. Um silêncio virginal, mais antigo que o homem. Que se impõe, como uma lápide, na alma de cada um de teus descobridores.
>
> As pessoas, com o semblante alterado, vão com os olhos postos nos

> picos altos que fecham o horizonte por todos os lados, impedindo que nos antecipemos ao que virá além dessa curva, no final deste canal, quando chegarmos a uma nova baía.
> E o canal estreita-se, e torna-se mais sombrio e, quando parece que já não dará passagem para as naus, abre-se de repente a uma enseada luminosa, da qual surge outro canal, igual ao anterior.
> Ninguém fala, e as naus deslizam secretamente, como esmagadas pela consciência de serem intrusas nesse mundo misterioso.
> E os canais se bifurcam e as enseadas se multiplicam, e a poderosa frota move-se às cegas nesse labirinto que parece criado pela imaginação de um deus louco para perder quem ousar penetrar em seu esconderijo, buscando em vão uma saída.
> Mas os dias e as noites sucedem-se, sempre iguais, e a saída, não aparece (Ponce de Léon, 1992, p. 161-162).

Por semanas, em meio ao interminável suspense de ver o mundo terminar na próxima curva, em nenhum instante Dom Magalhães largou os pergaminhos, nem deixou de traçar linhas e fazer círculos com o compasso. Mas, cada vez menos, ele traçava as rotas de fuga. Cada vez mais desamparado, ele queria cada vez mais apreender a superfície. Sentia-se impotente ao interrogar o desconhecido céu, e desesperava-se por perceber que sua carta náutica não era mais do que um complicado bordado de linhas entrecruzadas. Esgotado entre a noite e os instrumentos, com o astrolábio pendendo de suas mãos como um violino sem cordas, ele buscava alento tentando reconhecer na abóbada distante algumas poucas estrelas ou constelações que apareciam em seus antigos, e agora inúteis, mapas celestes.

Juanito contou que o poderoso capitão ia perdendo a coragem a cada minuto. O diagnóstico do bufão foi peremptório: "[...] o Capitão, presa do desconcerto, internava-se mais e mais no seu próprio labirinto, vagando como um louco por um cenário absurdo" (Ponce de Léon, 1992, p. 163).

Magalhães sentia-se, então, como um menino perdido. Perdido como quando a repentina ausência da mãe arrasta consigo todos os sinais atrás de si, e o mundo se transforma, de repente, em um hieróglifo impossível de ser decifrado. O menino-Magalhães viu todas suas chaves desaparecerem. Com isso, ele sentia se agigantar um vazio que crescia como que se gerando de seu próprio buraco, sem cessar, anulando todas as suas certezas. Vítima desse estupor que desarticulava a ordem natural das coisas, o menino-Magalhães não mais sabia aonde ir. Hoje, vendo com nosso olhar do agora, podemos dizer que ele estava a poucos passos de sua casa, na rua pela qual passara tantas vezes de mãos dadas com a mãe, na pracinha onde brincara tantas tardes. Mas, para o menino-Magalhães, não era assim: os rostos antes familiares dos vizinhos tornaram-se alheios, distantes, irreconhecíveis, e não lhe diziam mais nada.

Oprimidos por um estupor semelhante, também os oficiais gritavam sem convicção suas ordens e todos os homens procuravam nas naus os cantos onde conseguiriam ocultar sua intempérie polar e calar o próprio silêncio.

Ali, entre as escarpas geladas que futuramente farão parte do estreito de Magalhães, Fernando Pessoa seria contestado. Ali, navegar, tanto quanto viver, não é preciso. O capitão põe em cena, e dá voz, ao combate que seus comandados recusaram escutar já desde o princípio: apesar de todo temor, Magalhães suplanta a si mesmo e se esforça para avançar em direção ao Desconhecido. Entretanto, embora deseje mergulhar no silêncio desse tempo originário, a fim de prolongar o Inaugural, Magalhães acaba sucumbindo à vida gelada: escuta nesse silêncio a morte e, acima de tudo, teme o deus dono do pensamento globalizador, que idealizou um mundo cuja forma e cujo fim já determinou. Como o menino que se sufoca porque acha que perderá o sopro que anima seu coração quando a mãe desaparece de seu horizonte, Magalhães, para ter alento, imagina que precisa com urgência encontrar novamente uma utilidade para suas antigas referências de um universo pré--criado e compreendido. Ele necessita de conforto e busca conforto, imitando esse deus-Ideia de quem é vítima: almeja mapear e traçar as linhas que unifiquem caminhos para serem navegados na perspectiva asseguradora do mesmo e da repetição.

Eis o paradoxo: no instante em que Dom Magalhães encontra um mundo para além da existência até então imaginada, ele deixa de acreditar na realidade dessa ultrapassagem. Ele se sente um profanador do seu deus-Ideia. Somente porque é corajoso e resistente, ele se constitui o último a aguentar o terror que já se espalhara unânime por sobre todos os outros homens da expedição: todos já estavam condenados, certos de serem pecadores que afrontaram o mundo santificado que deveria ter terminado ali.

O temor de todos é aquilo que restou de mais forte na frota. Então, Dom Magalhães desiste. Cala o silêncio. Faz do silêncio coisa morta. Põe sobre o silêncio a lápide que sepulta o mundo que teima em continuar se estendendo ali diante das proas de suas naus. Agora, Magalhães também supõe que se encaminha para a cripta onde a morte domina. Envolvido nessa outra condenação, fecha-se na circularidade labiríntica, só tem olhos para o mapa da terra, e deixa de enxergar o fora.

Canetti, não! Canetti, vendo o pai morto e a mãe mortificada, é penetrado por um silenciamento, recebe isso que é o Desconhecido na forma da morte, e não permite que esse Desconhecido o abandone jamais. Faz do desconhecido um Desconhecimento! É só porque ele não quer esquecer essa morte e a mortificação que, assim, ele investe a vida. Ao acolher esse Desconhecimento, Canetti faz dessas duas mortes a sua infância silenciada, e da infância silenciada, a língua que o absolverá.

O paradoxo, novamente: Magalhães, diante do mundo que insiste em avançar mais além, contradizendo seu deus-Uno, sente-se encriptado e deseja apenas usar bem o mapa da terra. Canetti, diante da morte do pai e do morrer da mãe, e do assassinato que a mãe executa sem perceber, a ponto de quase lhe destruir o universo, acolhe essa benção do acaso e investe nela a vida: habita o silêncio.

Assim, Canetti atravessa o estreito. É ele o real marinheiro, que toma a morte não como túmulo, mas como navegação.

Todo este percurso até aqui, o fazemos mantendo a atenção dirigida para uma única preocupação inicial, que agora explicitaremos para o leitor, porque concerne à condição do homem como ser da linguagem: cada um de nós trava esta relação inaugural um silêncio, que Freud talvez chamasse de infantil, talvez reconhecesse pelo nome de pulsão de morte – pulsão de morte como desligamento em estado puro, isso que caracteriza mais plenamente o Inconsciente. Cada um de nós se torna humano realizando a história pessoal da relação interminável deste silêncio originário com os ruídos e a linguagem que o envolvem desde seu nascimento. Muitos dos conhecidos como loucos ou diagnosticados como psicóticos são indivíduos que vivem a particularidade de carregar seu bolsão de silêncio à flor da pele e sem apaziguamento. Se os neuróticos fizeram pele, mais ou menos espessa, para este bolsão de silêncio – disfarçando assim, ainda que precariamente, sua paz –, os psicóticos são aqueles que não suportaram este "a céu aberto" e adoeceram.

A instituição psiquiátrica – em suas versões mais tradicionais, mas também em suas variadas versões mais modernas – tem se modelado pela corriqueira habilidade com que sepulta esse silêncio, esquecendo-o debaixo de uma lápide, fazendo dele coisa morta. Outras instituições não manicomiais, que acolhem pessoas em situações de sofrimento psíquico, querem escutar essa língua do silêncio naquilo que ela carrega de estrangeira. Escutar a língua do silêncio porque, como escreve Deleuze (1997b), "[...] [ela] cava na língua uma espécie de língua estrangeira, [ela] confronta a linguagem toda com o silêncio, [ela] faz a linguagem cair no silêncio..." (p. 84).

E aciona a infinita potência do Irredutível.

A violência da instauração

No contemporâneo, observamos a tendência de naturalizar a forma-homem, como se fôssemos o resultado exclusivamente biológico de uma evolução das espécies. Esta naturalização ocorre à custa de esquecermos que nos constituímos sujeitos de múltiplos gêneros, por um desejo e um trabalho psíquico que exige compor um eu nascido de seu atravessamento com o mundo. As loucuras e os estados psicóticos explicitam o fato de que as leis não são fixas nem eternas, que o mundo é produção, e que cada processo de subjetivação que constitui um sujeito é a criação de um fragmento do mundo, que, ao mesmo tempo, escapa da totalidade do mundo e retorna à coletividade humana. É com isso que Deleuze (1997b) conversa quando escreve que "[...] todo delírio [pessoal] é histórico-mundial" (p. 15).

O texto deste capítulo, agora corrigido e ampliado, foi apresentado originalmente em junho de 2002 por ocasião do Colóquio Piera Aulagnier *realizado na Pontifícia Universidade Católica de São Paulo, na cidade de São Paulo. Posteriormente, foi publicado na revista* Psicanálise e Universidade.[1]

Aqui, o texto aproveita a teorização de Aulagnier (1989) a respeito da potencialidade do eu – a capacidade que o eu tem de produzir uma resposta, às vezes inédita, para as exigências, às vezes inesperadas, do mundo – para pensar os "possíveis" que os sujeitos inventam nos estados de exceção, em que as fronteiras entre individual e social se diluem porque a Lei e as proibições vacilam.

---

1. PORTO, M. A violência da instauração. *Psicanálise e Universidade*. Revista do Núcleo de Estudos e Pesquisa em Psicanálise do Programa de Estudos Pós-Graduados em Psicologia Clínica da PUC-SP, n. 17, pp. 91-100, 2002.

Tomamos com exemplo os delírios de Schreber (1903) e a obra mestra de Max Weber (1904), ambas expressões do trabalho de elaboração de si e do mundo que o eu realiza simultaneamente nestas situações em que a potencialidade psicótica se manifesta.

Em sua derradeira obra integral, O *aprendiz de historiador e o mestre-feiticeiro: do discurso identificante ao discurso delirante* (1989), Piera Aulagnier conclui com fulgor o percurso iniciado em 1975, em A *violência da interpretação: do pictograma ao enunciado* (1979). É o ponto culminante de uma trajetória absolutamente própria de pensar a metapsicologia psicanalítica a partir de suas agudas investigações com a clínica das psicoses e que se inaugurou com a proposição do conceito de "processo originário", registro pictogramático, anterior aos processos primário e secundário estabelecidos por Sigmund Freud.

Neste clímax clínico-teórico, com destreza e felicidade, Aulagnier (1989) elegeu o Eu como um articulador nuclear que permite pensar a perspectiva de sua própria simbólica. Ao considerar o eu, a princípio, um "sem falar", coloca-o como o que é impulsionado a se apoderar de sua língua natal à medida que vai se tornando o narrador-biógrafo da história que ele mesmo fez, faz e fará. Aulagnier descreve o eu como descreveria um escritor iniciante naquela literatura que se dedica aos personagens de uma conquista. É como se cada um de nós aspirasse ser um novo Tolstói de *Guerra e paz* (1869), narrando nossa saga particular como um líder na conquista de um terreno que acabará por se transformar no nosso próprio espaço psíquico.

Aulagnier faz do eu o escrivão-mor, o responsável pela crônica dos deslocamentos de seu próprio exército, durante a batalha de apropriação de um território – o espaço do eu – que vai sendo ocupado no embate sem tréguas com forças inconciliáveis, sejam aquelas forças internas, ancestrais, originárias e estranhas, brotando incessantemente do Isso, sejam outras forças, estrangeiras e imperiais, chefiadas pelo supereu, a nos vassalar e submeter. A autora afirma que o exército do eu não vai despreparado a esta batalha, nem de mãos abanando; ele aproveita as constelações identificatórias estabelecidas com comandantes que obtiveram sucesso em batalhas anteriores, aproveita as alianças feitas com os fornecedores de munição e poder de fogo, investidas como energia vital, aproveita as táticas de Eros para, eventualmente, colocar Thanatos como aliado na disputa. E vai compondo seu edifício identificatório. Tudo deve ser registrado: suas experiências, suas disputas, suas vitórias, seus conflitos, suas escaramuças, seus acordos, suas derrotas, suas estratégias, suas defesas, amores, desamores. Para Aulagnier (1989), ao falarmos de nós mesmos, alinhávamos as cenas de uma narrativa, "bricabraqueamos" a época de nossa infância através das conjunturas vividas na luta para nos constituirmos sujeito.

Entretanto, é importante saber que, em várias passagens desta narrativa que vai sendo desenvolvida, se expandiram falhas da memória, às vezes esburacamentos, provocados pela ação do insuportável do passado, os *vividos-esquecidos* do infantil. Para o eu-biógrafo são lapsos e vazios que, se ficassem à mostra, funcionariam como um conspirador, um vertiginoso aspirador da história pessoal. Então, o eminente historiador tenta superar tais fraturas e crateras da significação inventando passagens substitutivas, confeccionadas laboriosa e delicadamente, pretendendo conferir a sensação de conexão temporal e de coerência histórica. Daí que toda infância seja falada desde o Infantil e procure mostrar continuidade e sucessão, embora não seja mais do que uma versão, a mais concatenada possível, de algo pelo qual passamos e que, quando lembramos, não sabemos, nem saberemos muito bem, do que se tratou realmente. Enquanto arredonda esta versão de si, o eu, ao mesmo tempo, aumenta sua coesão, integrando-se como um si mesmo.

Ao final desta aprendizagem linguageira, constatamos que o eu-historiador fundou uma espécie de estilo para si, um tipo: sua construção identificatória. É aí, também, que constitui sua potencialidade, pois, quando deseja corresponder às demandas com a realidade do mundo, o conjunto de possíveis que o eu compôs para si sempre corre riscos de desencaixar e de fraturar – com as consequentes aberturas para o inédito. A potencialidade é este coeficiente de indeterminação sempre presente quando o eu, e seu conjunto de possíveis, tem de responder à novidade que o mundo apresenta. Conforme escreve Aulagnier (1989), "[...] o conceito de potencialidade engloba os 'possíveis' do funcionamento do eu e de suas posições identificatórias, uma vez terminada a infância [...]. Nesse tempo do infantil [se decide] os 'possíveis' à disposição [do eu] para enfrentar e, eventualmente, superar o conflito" (p. 228 e 238).

Então, Aulagnier avança ainda um pouco mais em sua teorização: constituída a potencialidade – e os "possíveis" – no final da infância, serão os encontros com a realidade do mundo que, ao exigir modificações na relação entre o eu e a realidade, podem produzir os efeitos que ativarão ou não tal potencialidade.

> [Está em poder do eu] *inventar* respostas frente às mudanças do "meio" psíquico e físico que o envolve [...]. Ou o eu consegue despojar de seu poder "desidentificante" o fenômeno encontrado, consegue descobrir uma de suas propriedades, até então desconhecida, e achar uma resposta inédita, ou fracassa e não pode inventar uma nova posição de recuo, um novo mecanismo de defesa, uma nova estratégia (p. 228).

No caso da potencialidade psicótica, ela é efeito de processos de subjetivação com pais que gestaram seu filho sem reconhecerem nele, já no início de sua vida, a realização do desejo deles próprios. Pais que não legaram a este filho as condições para se apropriar da vida psíquica que estivera suposta no instante da concepção dele; ou melhor, que estabeleceram com o filho um pacto tanático de que ele não viesse a existir como sujeito. Assim, os pais executaram, desde a concepção da vontade e da ideia de filho, um sutil e permanente trabalho de desconstrução e de silenciamento da história que se inauguraria. Por isso, a criança, já quando respira, cada vez que tenta por em funcionamento seu incipiente desejo próprio, é tomada pelo horror de se tornar a violadora deste pacto de não dar a vida, fundado pelos pais com o próprio Thanatos. A criança fica na fronteira com o mundo.

Amparada pela estreita relação entre temporalidade e história, Aulagnier pensa que esta criança não ancora no tempo compartilhado, não ganha sua passagem para o trem da comunidade dos eventos. Ela fica em suspense. Sem ancoragem, sem um chão, esta criança não pode encadear a narrativa histórica de sua conquista; sem uma palavra de partida, a partir da qual contaria seu "era uma vez...", esta criança fica sem poder fixar o começo de seu romance autobiográfico. A ausência de um ponto de ancoragem, de um pé no chão que amarraria o eu a um discurso e o conectaria a uma normatividade, acaba por criar uma indecidibilidade. Com isso, os episódios que vive se mantêm desligados uns dos outros, impossibilitados de ganhar um só seguimento, distantes de qualquer sucessão e de qualquer sensação de equilíbrio, desarticulados de qualquer linha imaginária das experiências.

Nestas circunstâncias, o regime é outro, a língua vale outra coisa. O eu, comprometido com a pulsão de morte, não imaginariza um si mesmo para sua narrativa, não articula sua língua natal, se sua caneta escreve, é sem tinta. Sua autobiografia gagueja e pode adoecer. No encontro com a realidade do mundo, tudo corre risco de desmontar, o eu e o mundo.

Agora, tomemos esta noção de potencialidade proposta por Aulagnier, que é metapsicológica e, portanto, diz respeito à realidade psíquica, e arrisquemos o salto de colocar esta realidade subjetiva em relação de analogia com as produções sociais da coletividade humana. Executaremos esta pirueta teórica amparados por Nathalie Zaltzman (1999), cujo início de um trabalho, belíssimo, sobre uma pulsão que ela chama de "anarquista", precisa ser longamente citado:

> A realidade, no sentido que interessa à psicanálise, é de definição arriscada. É difícil abranger seus conteúdos, seu objeto, separar as categorias de pensamentos filosóficos e científicos que a modelam. Estas categorias, porém, com certeza, tendem a estabelecer pares de opostos entre a realidade psíquica – interior – de textura fantasmática inconsciente – individual – subjetiva, "pessoal", e uma realidade exterior – material – intelectualmente construída – comum – geral – objetiva – impessoal e livre das deformações dos desejos inconscientes.
>
> Ora, a realidade que conseguimos conhecer, a partir da prática psicana-

lítica, é, sobretudo, matéria psíquica. Ao mesmo tempo que ela é singular e coletiva, de textura libidinal singular, ela investe o impessoal da herança filogenética, habitada, animada por traços que pertencem a um tempo coletivo. É o que podemos concordar em chamar de *realidade humana*.

Trataremos de civilização e de cultura e desta noção freudiana, insubstituível e intraduzível, *Kulturarbeit*, passagem forçosa de transformações psíquicas impostas à história da humanidade e à história singular de cada um em função das dependências constitutivas mútuas entre o indivíduo e a espécie em suas apetências divergentes e convergentes, solidárias e incompatíveis, para a vida e para a morte. A *Kulturarbeit* aparecerá como a garantia coletiva do narcisismo individual, exercendo a função de identificação originária pré-objetal [...].

É através do psíquico *no* individual que se realiza a *Kulturarbeit*, processo posto em evidência e reconhecível, especificamente, pela experiência analítica. Mas o psíquico no individual possui um espaço-tempo misto: o espaço-tempo limitado da vida individual, o espaço-tempo indefinido do humano em sua coletividade. A *Kulturarbeit* é um híbrido, um ser quimérico, que surge do encontro entre os fins egoístas das pulsões sexuais e das pulsões de destruição e suas formas de representar e de por em ato na realidade humana (p. 13-14).

Assim, isso que Aulagnier conceituou como potencialidade do eu, podemos pensá-la também como potencialidade, agora no âmbito das relações societárias. Os pactos sociais, analogamente ao edifício identificatório que o eu constitui para si, também se produzem a partir de composições coletivas de acordos que se concluem e se apresentam na forma das leis e das legalidades, das proibições e das validações para a sociedade humana. É um compósito de "possíveis". Esta concertação é viva e em transformação, podendo se desencaixar a cada demanda social mais transgressiva, como constatamos claramente nos momentos de conflitos sociais e culturais. Nestes momentos, a potencialidade polimorfa do mundo se manifesta, outros possíveis se agitam, querem se criar e podem se efetuar. Estão dadas as condições para instauração de outros possíveis.

Eis o salto, portanto.

Potencialidade política

Há algumas semanas, recebemos pelo correio uma correspondência, um *folder* azul, chamativo, anunciando um curso de formação em psicanálise, destinado a qualquer pessoa com curso superior desde que cumprida a condição de ela ser aprovada em um processo seletivo. O curso de formação, para o qual éramos convidados a nos inscrever, aconteceria mensalmente às quintas e sextas, à noite, e aos sábados, das 8h às 17h, totalizando quinze horas a cada fim de semana, durante dois anos. Entremeado aos módulos de "Psicanálise I, II, III, IV e V" e aos "Fundamentos da técnica psicanalítica", o curso também ofereceria, entre outros módulos pitorescos, os de "Sexologia", "Parapsicologia" e "Técnicas da psicanálise online".[2]

A divulgação afirma que o curso é livre para pedagogos, professores, teólogos, médicos, psicólogos, filósofos, dentistas, advogados etc., e visa preparar profissionais para atuar em consultórios e clínicas no tratamento das psiconeuroses. O curso é oferecido pela Sociedade Psicanalítica Ortodoxa do Brasil (SPOB), que ressalta que

> [...] a profissão de psicanalista clínico é livre no Brasil e classificada na Portaria 1.334 de 21/12/1994 do Ministério do Trabalho, sob código número CBO 079/90, podendo ser exercida em todo território nacional em consultórios, colégios, clínicas e instituições que atuem na área da saúde mental e no tratamento das psiconeuroses.

É sinistro constatar a institucionalização e, ao que parece, o pleno desenvolvimento de um projeto de formação de psicanalistas ortodoxos do Brasil! A promessa desta escola pentecostal com seu exército de psicanalistas profissionalizados é de tratar as psiconeuroses, se necessário, pelo sangue de Jesus. A maneira como distorce o pensamento psicanalítico, independentemente de qual

---

2. Em 2014, mais de dez anos após a divulgação do referido curso, a SPOB oferecia, para os analistas formados anteriormente no "Curso livre de capacitação de psicanalistas", capacitação para "psicanalista didata" através de um curso com aulas uma vez por mês, durante cinco meses!

tendência ou de qual sociedade psicanalítica se tenha como referência, faz da SPOB uma seita. Não bastasse a característica de seita que a vontade ortodoxa transparece, há outra vontade habitando estes pentecostais, a de pertencer à ordem estatal por meio da legalização da profissão de psicanalista, posição sempre evitada pela psicanálise a fim de escapar da racionalidade e da cientificidade estabelecidas pelo Estado e pela ciência dominante. Valendo-se da coincidência de compartilhar com a psicanálise o campo das doenças da alma, a SPOB escolhe a hipnose e a sugestão de cunho religioso, distanciando-se totalmente da psicanálise – que investe exclusivamente a relação transferencial. Pretendendo perversamente se filiar ao campo psicanalítico, por totalitarização ortodoxa e por nacionalização no país, a SPOB inocularia morte na psicanálise.

Que a psicanálise se preste a esta versão tanática, isso é, talvez, uma consequência da opção sustentada até hoje pela maior parte das sociedades psicanalíticas de se manter à margem do Estado, sem se legalizar como profissão. Fronteiriça, outro da ciência, outro da razão, a psicanálise tem, neste sentido, o mesmo estatuto atribuído ao diabo, ao charlatão, ao excluído e ao louco. Esta opção laica e leiga faz a psicanálise valer-se somente de sua própria ética. Por isto, a letra da lei de Estado não regula bem para a psicanálise. A psicanálise sustenta-se em uma espécie de hiato da lei, e este hiato da lei investe a psicanálise de um coeficiente de indeterminação que potencializa a realidade desconhecida, a virtualidade, o não instaurado, abrindo a psicanálise, simultaneamente, para a produção daquilo que é mais inventivo e rigoroso, mas também mais perverso. Potencialidade polimorfa, como talvez dissesse Aulagnier; potencialidade política, como queremos dizer, porque está na vizinhança com a vacuidade da lei e convocada para os possíveis do mundo por vir.

Uma segunda situação nos coloca igualmente em contato com esta espécie de hiato da lei, com este momento em que a lei perde o poder de determinar "naturalmente" o que é o justo e o que é injusto. Como dissemos antes, o hiato da lei mobiliza isso que estamos chamando de potencialidade política, porque exige a invenção de respostas inéditas para dar conta do encontro com uma realidade do mundo que está, ela mesma, se desfazendo/refazendo. Outra desestabilização da realidade do mundo parece ter eclodido com o assassinato do candidato Pim Fortuyn, às vésperas das eleições parlamentares holandesas em 2002, pelo ativista Volkert van der Graaf, da Ofensiva Ambientalista, que agiu em favor dos direitos dos animais.[3] Aparentemente, o ultradireitista, que vivia para lá e para cá sem se separar de seus dois cachorrinhos, Kenneth e Carla, foi morto porque se recusou a apoiar uma lei que proibiria a criação de animais cuja finalidade exclusiva fosse a venda das peles. Pim Fortuyn era um *skinhead* elegantíssimo, que nada tinha de antissemita e que criticava o isolamento que os imigrantes árabes e latinos impunham aos holandeses dentro da própria Holanda.

O que nos chama a atenção não é apenas a circunstância sinistra de um país democrático, de leis arrojadas, que primeiro dá destaque a um populista que une sua militância gay a uma plataforma anti-imigração hiperconservadora, para, em seguida, executá-lo. A Holanda da ascensão e da queda de Pim Fortuyn é a mesma Holanda que lidera a aprovação polêmica de uma lei que reconhece, legitima e legaliza a autodeterminação individual e o consentimento sexual a partir da idade de doze anos! Ou seja, as crianças (como aqui queremos chamá-las) a partir dos doze anos estão legalmente respaldadas para decidir se querem manter relações sexuais com outras crianças da mesma idade ou adultos com os quais estejam se relacionando. Por exemplo, se for questionada por terceiros, uma criança pode ir à corte defender seu direito de manter uma vida sexual ativa com alguém que ela escolheu. Esta autodeterminação só será posta em dúvida se forem constatados coerção ou efeitos negativos para o seu desenvolvimento. No código civil holandês, as relações sexuais só são consideradas abusivas quando se dão com crianças menores de doze anos de idade.

---

3. De fato, Graaf trabalhava para uma organização ambiental, mas, no ano seguinte à redação deste texto, ele confessou o crime como sendo uma "proteção aos muçulmanos" (Evans-Pritchard & Clements, 2003).

A justificativa da lei do consentimento sexual a partir de doze anos – que pode causar arrepios em muitos de nós que não somos holandeses – parece ser uma consequência, no contemporâneo, da progressiva visibilidade e do infinito controle que os aparelhos de Estado exercem sobre a infância e a adolescência. A naturalização da ideia de que existe um desejo do adolescente e da criança investe uma adolescência e uma infância baseada em experiências de satisfação, inclusive as sexuais. Cada vez que se aprofundam o valor intrínseco da escolha e da autodeterminação do adolescente e da criança, ao mesmo tempo, incrementa-se a crença dos adultos de que é benéfico para o crescimento do adolescente e da criança esperar que assumam uma responsabilidade pelo próprio desenvolvimento, que é ainda mais esquadrinhado e enquadrado na Lei. E não se trata apenas de controle das populações juvenis. Nas terras da Holanda, o desejo das crianças e o desejo do que os adultos querem para as crianças deixou de caber na antiga lei. Embora a lei tenha encontrado suas justificativas e tenha se esforçado para instaurar uma nova justiça, isto não bastou para evitar reações, fomentos, instabilidades e desequilíbrios.

Há uma realidade desconhecida que ultrapassou a ordem estabelecida e que agora demanda um compromisso que supere este perigo. Crise. Nas terras da Holanda, vive-se este desencaixe que certamente alavancará novas técnicas de controle das populações juvenis. Mas este desencaixe não se resume à Holanda. O desencaixe é uma crise que, ao mesmo tempo, evidencia que na realidade do mundo a potencialidade política está constantemente sendo pressionada a elaborar suas respostas. Estado de por-criar: é a potencialidade polimorfa, a infinitude do desejo demandando a alteração na ordem do mundo. Algo está por ser instaurado, constantemente.

É igualmente a "ordem do mundo" que ocupa Daniel Schreber (1903). Embora eu não vá insistir nas memórias de um doente de nervos, o delírio de Daniel Schreber é sua resposta dada tanto às demandas do despotismo microssocial de sua família quanto às soluções totalitárias fantasiadas pela decadente ordem liberal-burguesa na Alemanha pré-nazista. Esta conexão arrojada podemos seguir no trabalho de Eric Santner (1997), *A Alemanha de Schreber*.

O pai de Daniel Schreber, Daniel Gottlob foi um médico muito popular nos anos 1870, na Alemanha que seria um dia governada por Hitler. Publicou diversos textos sobre saúde pública e educação infantil, incentivou práticas pedagógicas (entretanto, sádicas e militaristas), inventou aparelhos ortopédicos educativos (verdadeiras máquinas de tortura corretivas), sendo antes devidamente testados em seus filhos, o que aparentemente os traumatizou eternamente: o mais velho suicidou-se, e Daniel tornou-se um famoso compêndio de paranoias.

Daniel Schreber formou-se em Direito e exerceu várias funções legais na burocracia judiciária alemã. Seu primeiro surto, hipocondríaco, foi desencadeado depois de se candidatar e ser derrotado nas eleições de 1884. Ficou internado por seis meses no hospital psiquiátrico dirigido pelo Doutor Flechsig. Após a alta, ocupou o cargo de juiz distrital até ser nomeado juiz-presidente da Suprema Corte da Saxônia, em 1893. Mas, um mês depois de assumir, precisou ser internado pela segunda vez e, desta vez, permaneceu assim por nove anos. Durante estes nove anos, Schreber foi declarado incapaz, escreveu suas Memórias (um arquivo nervoso de suas fantasias e preocupações de fim do século, que reconheceríamos nos elementos centrais da ideologia nazista), e fez estas Memórias constarem nos documentos apresentados na apelação que ele próprio submeteu ao tribunal, a fim de revogar a interdição.

Ao entrar para a Suprema Corte, em 1893, Schreber ingressou em um dos principais centros de poder e autoridade da Alemanha. Desde 1873, ou seja, há duas décadas, turbulentos debates jurídicos almejavam instaurar a unificação de uma lei civil para o Reich. Estes vinte anos de intensos enfrentamentos entre duas vontades legislativas diferentes explicitaram os compromissos conflitivos com interesses de pouquíssimos proprietários, que estavam por trás da suposta "livre" escolha exercida por sujeitos autônomos, em detrimento de amplos interesses do povo.

Esta circunstância crítica evidenciou que, com maior ou menor eficácia, recalcamos o combate violento de vontades ao querer dominar e submeter outras vontades. Por trás da defesa de uma suposta "neutralidade" social e política da lei, o elevado grau de violência instauradora da lei não podia mais ser escondido. Ficou evidente a tentativa de repudiar a violência extralegal da qual normalmente depende o poder supremo que deseja instaurar sua lei; ficou evidente que esquecemos que as noções de "justo" e "injusto" só existem depois da instituição da lei. Conforme escreveu Friedrich Nietzsche (1887):

> Mas o decisivo no que a autoridade suprema faz e impõe [...] é a instituição da lei, a declaração imperativa sobre o que a seus olhos é permitido, justo, e proibido, injusto: após a instituição da *lei*, ao tratar abusos e atos arbitrários de indivíduos ou grupos inteiros como ofensas à lei, como revoltas contra a autoridade mesma, ela desvia os sentimentos dos seus subordinados do dano imediato causado por tais ofensas [...]. Segue-se que "justo" e "injusto" existem apenas após a instituição da lei (e não, como quer Duhring, a partir do ato ofensivo) (p. 64).

Este preâmbulo jurídico nos serve apenas para destacar que o momento de emergência de uma nova ordem é, também, o momento para aquilo que Aulagnier chamou de potencialidade, polimorfa talvez, e que queremos chamar de potencialidade política.

Nomear o juiz-presidente é uma convocação à ordem e um ato de investidura simbólica imposto pelo poder institucional. A investidura simbólica transforma a voz da autoridade-juiz na fala naturalizada da lei reconhecida por todos. Foi este chamamento que investiu Schreber de uma autoridade que impregnou seu corpo, sua identidade e sua posição no mundo. Mas a indicação da cadeira de juiz-presidente – exatamente quando os atos de investidura simbólica não mais identificam os indivíduos, quando a investidura entrou em crise e não cria correspondência – convocou Schreber a se sentar no olho do furacão.

Schreber (1903) intui que se rompeu o pacto social em que sua autoridade se basearia. Então, ele flerta com o Sol. O Sol é também seu pai, é Flechsig, é seu médico, é Deus, todos crentes da degeneração do homem. E Schreber é tributário desta descendência que prefigura o domínio despótico sobre o outro. Há um núcleo realista no delírio de Schreber que corresponde às práticas arianizantes do pai retorcendo o corpo do filho. "Milagres operados contra os órgãos... pulmões que foram objeto de ataques violentos... costelas temporariamente destruídas... a vida sem estômago... máquina-de-atar-cabeça" (p. 154-162). Mas a experiência da criança ultrapassa Schreber na direção de uma intuição em torno das distorções profundas dos processos político-ideológicos que organizavam aquilo que chamamos "mundo". A correspondência simples enlaça o pai terrível ao cirúrgico Flechsig: neuroanatomista renomado, nomeado para dirigir a clínica psiquiátrica da Universidade. Flechsig continuou preferindo pacientes terminais pois, para ele, a dissecação cerebral era a melhor maneira de conhecer as anomalias do cérebro, causadoras das doenças mentais. Esta cadeia de anjo da morte nos leva ao deus de Schreber:

> [...] reina aqui um mal-entendido fundamental, que desde então atravessa toda a minha vida como um fio vermelho, e que consiste justamente no fato de que Deus, de acordo com a Ordem do Mundo, não conhecia verdadeiramente o homem vivo, nem precisava conhecer, mas sim, de acordo com a Ordem do Mundo, só tinha relações com cadáveres (p. 75).

Parece ser a resistência em se cumpliciar com os deuses dos cadáveres, autores do "assassinato de almas", que lança Schreber no sofrimento e na dor da experiência de fim de mundo.

> O professor Flechsig de algum modo se permitiu fazer uso de raios divinos; mais tarde, além dos nervos do professor Flechsig, raios divinos também se puseram em contato imediato com meus nervos. O modo como essa interferência se verificava assumiu, com o decorrer dos anos, formas cada vez mais atentatórias diante da Ordem do Mundo e ao direito natural do homem de dispor livremente de seus próprios nervos (p. 69).

Schreber só encontrará sua saída depois de uma série de epifanias religiosas e políticas vividas no período que ele chamou de "época do primeiro julgamento de Deus".

> Ao povo alemão, e em particular à Alemanha evangélica, não poderia mais ser concedida a hegemonia, enquanto povo eleito de Deus, depois que do interior do círculo do povo alemão, através do conflito surgido entre o Professor Flechsig e eu, surgiu uma crise perigosa para a subsistência dos reinos de Deus (p. 99).

A solução vem por dupla via: devir-judeu-errante e devir-mulher. "O deus inferior (Ariman) parece ter-se sentido atraído pelos povos de raça morena (os semitas) e o deus superior de preferência pelos povos originariamente de raça loura (os povos arianos)" (p. 46), e mais adiante: "[...] a capacidade de realizar o mencionado milagre da emasculação é própria dos raios do deus inferior (Ariman); os raios do deus superior (Ormuzd) têm a capacidade de restabelecer a masculinidade em determinadas condições" (p. 74).

Schreber emprega o vocabulário do antissemitismo científico de seu tempo para realizar uma completa transmutação: passa de um belo ariano masculino para um judeu feminizado e horrível. É a afirmação pela recusa, pelo menor, pelo piolho, pelo feio. A judaização é a resposta afirmativa que combate a tentação totalitária. A feminização é o apogeu do não a toda autoridade totalitária que se condensou no mundo do pai. De acordo com Santner (1997), Schreber quer ser mulher para diferir do homem pai, médico, deus, que só lida com cadáveres, para resistir à violência masculina que prenuncia o avanço provisório, mas indiscutível, dos emblemas que culminarão no horror nacional-socialista. O Schreber que se deleita sonhando ser uma mulher fazendo amor, engravida uma ordem do mundo que possa parir seres humanos que portem o Vivo dentro de si.

Podemos reiterar que, quando nos avizinhamos dos hiatos da lei e nos damos de cara com a ordem do mundo vacilando, sempre pode emergir, incontestável, tanto nossa precariedade constitutiva quanto o volume gordo do mundo. Seja pelo coeficiente de indeterminação que a psicanálise quer sustentar ao pretender escapar ao Estado, seja na perturbação social e individual provocada pelas novas formas do desejo (a emoção visceral de saber que, brevemente, será legal nossa filhinha de nove anos fazer sexo com alguém em algum lugar), seja na experiência trágica de Schreber, em cada uma destas situações, o que sobressai sempre é o hiato da lei e a potencialidade política.

Para concluir, uma última nota. Max Weber é o pai do desencantamento, que ao escrever *A ética protestante e o espírito do capitalismo* (1904) melhor definiu o pensamento histórico e econômico do Ocidente desde o século passado. Criança doentia e frágil, muito cedo adoeceu gravemente de uma meningite que o fez sofrer, durante anos, de dores e calafrios. Desde então, a mãe colocava Max para dormir em uma cama acolchoada por todos os lados. A cabeça cresceu muito mais que o corpo. Inteligência precoce, aos catorze anos citava Homero, Virgílio, Cícero, Goethe, Spinoza, Kant e Schopenhauer. Casou-se com Marianne, embora só fosse ter relações sexuais dez anos mais tarde, em um *affair* extra-conjugal. Figura de destaque entre diversos intelectuais alemães, flertou com a política por volta dos trinta e poucos anos, quando Naumann, seu amigo, agia para fundar um partido socialista e nacional. Professor cobiçado, preferiu a carreira acadêmica e aceitou a nomeação para a Faculdade de Filosofia em Heidelberg, para onde se mudou com a esposa em 1897.

Porém, no mesmo ano, a promessa sucumbiu! No verão, o pai autoritário e ciumento insistiu em viajar com a mãe que sempre preferira passar as férias sozinha com os filhos. Durante a estadia na casa de Max, a relação sempre tensa do filho com o pai intransigente chegou ao clímax: ambos discutiram, o filho enraivecido acusou o pai de tirânico, separaram-se sem conciliação. A mãe seguiu de volta com o pai, oprimida, pensando ser ela a culpada por tudo. Não houve tempo para a reconciliação: menos de um mês depois, o pai morreu.

Poucos meses mais tarde, Max sofreu um colapso. Não podia se concentrar nem sequer para ler. No início, supôs um enfraquecimento passageiro. Escreveu do sanatório para a esposa (1926):

> Este tipo de doença realmente tem suas coisas boas: para mim, por exemplo, reabriu o lado puramente humano de viver, este que mamãe sempre falou que eu não tinha, em um grau que eu mesmo desconhecia. Como Borkmann, posso dizer, "uma mão gelada me soltou", pois nos últimos anos meu estado doentio se expressava na forma de uma obsessão convulsiva pelo trabalho universitário como se fosse um talismã (p. 249).

Mas foram anos de achaques e paralisia mental. Quando parecia que melhoraria, uma nova piora acontecia. Renunciou ao posto na Universidade, quando lhe pareceu que nunca mais trabalharia. Ficou internado, foi tratado por vários especialistas, tudo sem sucesso. Somente em 1903, conseguiu colaborar, pela primeira vez, com dois amigos na edição de uma revista. Bem aos poucos, recomeçou a restabelecer os contatos perdidos. No ano seguinte, outro amigo convidou-o para uma conferência nos Estados Unidos, e só então ele escreveu seu primeiro artigo.

Talvez possamos falar que a percepção de uma realidade desconhecida, o confronto com a vacuidade do mundo, disjuntou o núcleo do eu. Que potencialidade se ativou nestes anos de adoecimento psíquico? Em menos de um ano após a visita ao novo continente, Max Weber escreveu A *ética protestante e o espírito do capitalismo* (1904), que para muitos estudiosos é o livro fundamental para o pensamento do século xx. Nesse livro, Weber alinhavou tudo que gestou nos seis anos que viveu em silêncio e precipício, fora da ordem do mundo; seu diálogo com o "deus inferior" na potencialidade polimorfa de todos os possíveis.

Como seu desastre o abre para este outro possível que ele elabora? Acossado pela potencialidade polimorfa, que realidade inédita e excessiva o sensibilizou?

Transferências no acompanhamento terapêutico

O acompanhamento terapêutico é indicado em situações de sofrimento psíquico certamente muito intenso. É, portanto, um processo de tratar. Nosso modo de conceber os processos de tratar na clínica do acompanhamento terapêutico tem como um de seus referenciais fundamentais a prática psicanalítica. Podemos resumir o fundamento desta referência – as psicanálises – afirmando que os processos de tratamento são processos transferenciais ou, também, dizendo que tratamos na transferência.

Entretanto, considerar as transferências fundamento não implica em uma aplicação imediata da psicanálise para tratar as situações de sofrimento psíquico que escapam do divã psicanalítico. Não é suficiente fazer apenas a transposição do arsenal psicanalítico, nem há como não ser mecanicista nesta transposição. Nestes casos, constatamos uma limitação da psicanálise que não é da ordem do inconsciente nem da vida pulsional, nem mesmo da transferência propriamente dita.

Por ter se aprofundado no universo da transferência entre dois na situação analítica, a psicanálise inclinou-se a pensar o sujeito como uma interioridade quase independente em que o exterior não seria mais que um acionador da individualidade do sujeito.

Para além desta relação dual, o acompanhamento terapêutico necessariamente abre seu campo na direção das conexões com a potencialidade dos espaços, públicos e privados, das transferências e das conexões. A prática do acompanhamento terapêutico nos permite pensar a transferência a partir das conexões na geografia do mundo que a própria situação transferencial estabelece e amplia.

Neste capítulo, o texto pretende, sobretudo, abordar a noção de transferência como a psicanálise a pensou, primeiro com Sigmund Freud, depois transformada em determinados aspectos por Jacques

Lacan e Donald Winnicott. Isto, por si só, indica a importância que o operador da transferência tem em nossa clínica do acompanhamento terapêutico.

A vontade de explorar os efeitos desta clínica – fazendo atravessarem uma com a outra, transferência e conexões – ganha aqui algumas indicações. Aqui, esboçamos uma ou outra ideia provocada por este atravessamento, que serão revisitadas nos próximos capítulos.

As transferências

A noção de transferência, da maneira como a psicanálise a entende, monta todo cenário e estende a toda superfície, no interior do qual e sobre a qual, a relação terapêutica – que é necessariamente a história de um vínculo afetivo – ocorrerá. Na nossa concepção, a prática do acompanhamento terapêutico é tributária da noção de transferência. Com este operador – a transferência –, o acompanhante terapêutico pode compreender o que se põe em jogo na relação de afetos entre ele e o acompanhado e, a partir disso, pode escolher as intervenções que encaminharão o tratamento.

Para Sigmund Freud (1856/1939), a noção de transferência é inicialmente bastante periférica, surgindo como elemento de um dos dois principais mecanismos primários de funcionamento do aparelho psíquico: o deslocamento. Nos primórdios da psicanálise, a transferência não tem a especificidade que terá quando vier a constituir o cerne do tratamento no umbigo da clínica. Na descrição econômico-dinâmica do aparelho psíquico, a transferência significa transporte equivocado dos afetos de uma representação para outra. Não sendo mais do que uma operação de transposição, inicialmente, a transferência não é mais do que uma intuição do que ela ainda virá a ser.

De acordo com a leitura rigorosa de Laplanche & Pontalis (1967), a noção de "transferência" (p. 668-678) aparece nos estudos sobre a histeria, em 1895. E assim se mantém em "A interpretação dos sonhos" (1900), quando Freud estabelece seu modelo de funcionamento do inconsciente com base nos processos do trabalho onírico. Como nos sonhos, ou na formação dos sintomas, a transferência ocorre na circunstância de uma "falsa conexão": um conteúdo oriundo de um tempo passado se transporta e se liga equivocadamente a uma representação recente, podendo assim ultrapassar a barreira da censura.

> [...] a representação inconsciente enquanto tal é totalmente incapaz de penetrar no pré-consciente, e só poderá exercer algum efeito sobre o inconsciente se se colocar em conexão com uma representação anódina que já pertença ao pré-consciente, transferindo sua intensidade para essa representação e deixando-se encobrir por ela. Este é o fato da transferência que explica tantos fenômenos impressionantes da vida anímica dos neuróticos (p. 554).[1]

Mesmo quando envolve o interior da relação terapêutica e quando os conteúdos são as representações inconscientes que uma paciente transfere, surpresa – para a "pessoa do médico" –, ainda assim a noção de transferência mantém, para Freud, estas mesmas relações com o deslocamento e a falsa conexão. A representação "pessoa do médico" é tratada como mais uma formação sintomática entre outras. A carga libidinal expressa pela paciente é reconhecida e é imediatamente indiferenciada – como um sintoma entre outros – em função de uma defesa do próprio médico que, indiferente, recalca aquela expressão amorosa dirigida a ele. O médico trata de desfazer a falsa conexão, revincular o afeto à representação correspondente, do mesmo modo como procede com qualquer um dos outros sintomas, sem considerar nenhuma conexão específica com sua própria pessoa.

> [...] a paciente se espantou por transferir para a pessoa do médico as representações doloridas que surgiam a partir do conteúdo da análise. Isso é frequente e ocorre regularmente em muitas análises. A transferência sobre o médico acontece por uma falsa conexão. É necessário dar um exemplo: em uma de minhas pacientes, a origem de determinado sintoma histérico era um desejo que ela acalentara muitos anos antes, para logo remetê-lo ao inconsciente, de que o homem com quem estava conversando se aproveitasse e ousadamente lhe desse um beijo.

---

[1]. As traduções do espanhol são do autor.

> E, certa vez, ao término de uma sessão de análise, esse desejo aflorou em relação a minha pessoa. Isso lhe causou espanto. Ela passou a noite insone e, na sessão seguinte, estava completamente incapaz de associar, embora não recusasse o tratamento. Só depois me dou conta desse obstáculo e removo-o, então, o trabalho volta a avançar. Eis que o desejo que tanto espanta a paciente aparece na recordação seguinte – ou seja, a recordação patógena, agora exigida em função do nexo lógico. As coisas tinham ocorrido da seguinte maneira: primeiro havia surgido na consciência da paciente o conteúdo do desejo, mas sem quaisquer recordações das circunstâncias colaterais que poderiam tê-lo situado no passado; e, em virtude da compulsão a associar, dominante na consciência, o desejo presente foi enlaçado com minha pessoa, alguém com quem era lícito que a paciente se ocupasse; por causa dessa *mésalliance* – a que eu chamo falsa conexão – o mesmo afeto que a seu tempo tinha forçado a paciente a proscrever esse desejo proibido, desperta. Desde que compreendi isto, posso supor que, frente a qualquer requisição semelhante dirigida a minha pessoa, mais uma vez estão se produzindo uma transferência e uma falsa conexão (p. 306-307).

Embora apareça aqui, na situação analítica, a pessoa do médico como substituto momentâneo de um homem significativo do passado, a quem a paciente se ligou por meio do desejo de um beijo, a figura do médico não adquire qualquer relevância e é tomada como um representante a mais entre outros tantos na série de sintomas que será desfeita pela operação ab-reativa.

Então, essa situação particular em que o afeto ligado a representações inconscientes se desloca especialmente sobre a pessoa do médico – embora diga respeito à influência do médico e à confiança que a paciente precisa ter nele – é recalcada pelo médico e tratada como um sintoma a mais... sem poder ser pensada como aquilo que constitui a atmosfera sem a qual uma análise não aconteceria.

Entretanto, o recalcamento dessa convocatória feita ao médico produz um impasse: cria obstáculos ao trabalho de rememoração por parte da paciente e favorece uma resistência. O reconhecimento do desejo recalcado, quando tem de ser feito à pessoa visada pelo desejo, produz uma situação angustiante para ambos, paciente e médico. É este impasse e esta angústia que exigirão a elaboração que abre possibilidades completamente novas para o tratamento analítico: a transferência começa a ser pensada como transferência de moções pulsionais.

Aqui sobressai a coragem de Sigmund Freud: ele aceita o impasse, aceita o presente, inclui-se neste presente podendo escutar e acolher o pedido da paciente de que a deixe falar livremente. Com isso, a terapêutica deixará de ser entendida apenas no plano das representações recalcadas que precisam ser descobertas, a fim de reestabelecer suas verdadeiras conexões, reorganizando, consequentemente, o equilíbrio das cargas de afeto e a coerência dos conteúdos psíquicos da paciente. O médico começa a materializar uma outra relação com o saber: deixar de ser um "especialista" que sabe o "saber médico" e que trata de um objeto objetivo que lhe é exterior, sem implicá-lo até o âmago no próprio tratamento.

É no ponto desse impasse que bifurcam, para sempre, por exemplo, Freud e Sherlock Holmes: Holmes dará importância ao fato oculto, às vezes inconsciente, e utilizará o método da associação para fazer a investigação policial de um fato objetivo, assentado em um passado do qual ele sempre estará de fora; Freud também dá toda a importância ao fato inconsciente, mas passará a fazer sua clínica colocando-se como elemento interior da investigação. Freud intui que aquilo que a memória e o esquecimento de uma paciente podem fazê-la "livre dizer" é causado por aquele justo médico que a paciente elegeu a fim de lhe endereçar sua narrativa e seus afetos.

Assim, o sintoma deixa de ser pensado como um produto intrínseco à paciente e começa a querer dizer algo a alguém. O médico deixa de ser um especialista isento e neutralizado para começar a se tornar aquele que é convocado pelo que a paciente fala, aquele que estabelece um vínculo, envolvendo-se na análise com a paciente.

A experiência de tratar Dora, é o cenário e a superfície deste desafio aceito heroicamente por Freud (1905). A escrita do caso em 1905, cinco anos depois de seu término, é o momento da reflexão a respeito do fracasso do tratamento; e é quando a transferência começa a ser compreendida como parte da essência da relação analítica e começa a ser tomada como a dimensão primordial do tratamento. Quando abandona o tratamento, Dora indica que a análise não se desenvolve apenas no âmbito das representações coerentes que devem ser reconectadas e tornadas conscientes. Ela denuncia que é a própria situação analítica que funciona como campo associativo em que se dramatizam os conflitos e os sintomas. Freud penitencia-se por não ter notado nas críticas de Dora a respeito do senhor K. um segundo sentido dirigido a ele, Freud, quem deveria então ter interpretado Dora, perguntando-lhe o que nele lhe lembrava o senhor K.

> Eu não consegui dominar a transferência a tempo. Por causa da facilidade com que Dora punha à minha disposição uma parte do material patógeno, durante o tratamento, deixei de me precaver e ficar atento aos primeiros sinais da transferência que se organizava com outra parte desse mesmo material, e ignorei isso. Desde o início estava claro que eu era o substituto do pai em sua fantasia. Isso era facilitado pela diferença de idade entre Dora e eu. Ela chegou a me comparar com o pai conscientemente; buscava se assegurar de minha total sinceridade para com ela, pois seu pai "sempre preferia o segredo e os rodeios tortuosos". Quando ocorreu o primeiro sonho, no qual ela se alertava para abandonar o tratamento – do mesmo jeito que, a seu tempo, já havia abandonado a casa do senhor K. –, eu deveria ter tomado as precauções, dizendo a ela: "Agora você fez uma transferência do senhor K. para mim. Notou algo que a faça inferir maus propósitos, semelhantes aos do senhor K.? Chegou a saber alguma coisa de mim ou algo meu lhe chamou a atenção de modo a comprometer seu envolvimento [inclinação], como aconteceu antes com o senhor K.?". Então, sua atenção teria se voltado sobre algum detalhe de nossa conversa, sobre minha pessoa ou sobre minhas coisas, e através disso se revelaria, escondido, algo análogo, mas muito mais importante, concernindo o senhor K. E, mediante a solução dessa transferência, a análise teria tido acesso a um novo material mnêmico. Porém, eu omiti essa primeira advertência, pois acreditei que havia tempo de sobra, uma vez que não se estabeleciam outros graus de transferência e porque o material para análise ainda não se esgotara. Fui surpreendido pela transferência e, por causa dessa "x" pela qual eu lhe recordava o senhor K., Dora se vingou de mim como se vingara do senhor K. e me abandonou, do mesmo modo

como acreditou ter sido enganada e abandonada por ele. *Atuou* [*agieren*] um fragmento essencial de suas recordações e fantasias, ao invés de atualizá-lo no tratamento (p. 103-104).

Ao reconhecer sua própria resistência, Freud começa a perceber que a rememoração, a atualização e a elaboração dos conflitos psíquicos são uma decorrência da experiência transferencial porque ela presentifica, no interior da situação analítica, a história pessoal nas entrelinhas do vivido revivido. A atmosfera transferencial começa a se revelar, então, constituinte do campo associativo e representacional. O campo associativo e representacional é uma dimensão do vivido no atual.

As vicissitudes do vínculo analítico ganham maior importância quando Freud reconhece a presença do amor que se volta para o analista e a implicação do analista nessa disposição amorosa. Disso decorre também o convite à sugestão e a problemática da hipnose, questões problemáticas, próprias ao jogo amoroso que se joga na transferência dentro da situação analítica. Essas diversas faces do amor transferencial, junto às novas configurações que a teoria psicanalítica vai adquirindo a partir da integração progressiva daquilo que se sistematiza ao redor da noção de complexo de édipo, fizeram a transferência passar a ser pensada da perspectiva dos destinos da pulsão: a questão, então, passou a ser, como escreve Mezan (1991), "de quais objetos infantis o analista torna-se substituto graças à transferência" (p. 55).

É no desenvolvimento desses processos clínico-teóricos que Freud produz sua primeira exposição de conjunto consagrada à transferência, entre os anos de 1911 e 1915, nos escritos conhecidos como "técnicos".[2] Freud (1912a) inicia o texto "A dinâmica da transferência" da seguinte maneira:

---

2. "O uso da interpretação dos sonhos na psicanálise" (1911), "A dinâmica da transferência" (1912a), "Recomendações ao médico que pratica a psicanálise" (1912b), "O início do tratamento" (1913), "Recordar, repetir e elaborar" (1914a) e "Observações sobre o amor de transferência" (1915).

> Tenhamos presente que todo ser humano, pela ação conjunta de sua disposição inata e de influências experimentadas na infância, adquire um certo modo característico de conduzir sua vida amorosa, isto é, as condições que estabelece para o amor, os instintos que satisfaz então, os objetivos que se coloca. Isso resulta, por assim dizer, em um clichê (ou vários), que no curso da vida é regularmente repetido, novamente impresso, na medida em que as circunstâncias externas e a natureza dos objetos amorosos acessíveis o permitem, e que sem dúvida não é inteiramente imutável diante de impressões recentes. [...] Aquele cuja necessidade de amor não é completamente satisfeita pela realidade se voltará para toda pessoa nova com expectativas libidinais, e é bem provável que as duas porções de sua libido, tanto a capaz de consciência quanto a inconsciente, tenham participação nessa atitude.
>
> É perfeitamente normal e compreensível, portanto, que o investimento libidinal de uma pessoa em parte insatisfeita, mantido esperançosamente em prontidão, também se volte para a pessoa do médico. Conforme nossa premissa, tal investimento se apegará a modelos, se ligará a um dos clichês presentes no indivíduo em questão ou, como podemos também dizer, ele incluirá o médico em uma das "séries" que o doente formou até então (p. 101).

O que chama a atenção de Freud nessa repetição do clichê é o caráter exagerado do investimento libidinal da paciente em relação à postura receptiva e à escuta abstinente instituída pelo analista. Essa inadequação não deixa margem a dúvidas: trata-se de elementos hostis e amorosos ligados ao infantil emergindo na situação analítica. Na transferência, repetem-se os modos infantis particulares de odiar e amar, e de assim investir os objetos. Odiar e amar conforme as marcas de nossa história vivida desde a primeira respiração, a primeira dor, o primeiro abraço, o primeiro alimento, o primeiro sonho, o primeiro amor/ódio, e todos os que se seguiram... Na relação com o analista, este infantil da paciente se presentifica e se materializa pela repetição, na forma de resistências, organizando as linhas daquilo que Freud chamou de "neurose de transferência". Somente a elaboração e a superação das resistências permitirão elaborar o desejo recalcado, tornar consciente o inconsciente.

A transferência é um campo de desfile, cenário e superfície, aberto à repetição e à rememoraçTenhamos preão, à repetição e à diferença. A tarefa do analista é tratar aquilo que se constituiu como neurose de transferência: processar as resistências. O manejo e a interpretação das resistências permitem que o passado passe e que o desejo se presentifique e flua; seja pelo levantamento do recalque e o surgimento das lembranças (rememoração), seja pela formulação de um passado que foi ou poderia ter sido conforme sua história "real" (construção).

A atividade de elaboração, por repetição e diferença, é quando a paciente se encontra com a força de seus desejos e seus fantasmas inconscientes, quando se encontra, a quente e in statu nascendi, com os elementos da conflitiva infantil. O encontro com o analista é o terreno em que se joga, com uma atualidade irrecusável, a problemática singular da paciente, a partir do que ela pode potencializar, as forças de se constituir e constituir o mundo. O analista não pode se furtar nem se evadir desse encontro.

> É inegável que o controle dos fenômenos da transferência oferece as maiores dificuldades ao psicanalista, mas não se deve esquecer que justamente eles nos prestam o inestimável serviço de tornar atuais e manifestos os impulsos amorosos ocultos e esquecidos dos pacientes, pois afinal é impossível liquidar alguém *in absentia* ou *in effigie* (Freud, 1912, p. 108).

Todo este desenvolvimento teórico realizado por Freud que estabeleceu um pensamento clínico e um método terapêutico ganhou uma luz inesperada ao longo da década de 1960 com Donald W. Winnicott, como podemos constatar em *O brincar e a realidade* (1971). A partir da noção de mãe-ambiente e de ambiente, Winnicott reorganizou o acontecimento da transferência para além e para aquém da dimensão dos afetos entre o analista e a paciente. Para estes dois sujeitos em relação na situação analítica vai se passar algo que não está nem com um nem com outro, não pertence nem a um e nem a outro. Tudo o que ocorre na situação analítica se dá entre-dois, no espaço potencial que, a princípio, apenas o analista sustenta, sem colocar em questão a mutualidade deste ambiente.

Donald W. Winnicott (1896/1971) foi pediatra por muitos anos antes de ser psicanalista. Ele ressalta a dimensão criativa do homem já quando ele nasce pois, não fosse criativo, não sobreviveria nem mesmo com a ajuda amorosa da mãe. Winnicott ressalta a dimensão criativa do homem a fim de definir nossa fragilidade originária. Quando nascemos, não passamos de "quase-homens"; somos mais nossa mãe que nós mesmos. Quando nascemos, é diminuto aquilo que carregamos de nós mesmos em nós, e é enorme a nossa precariedade, tão frágil o que está em nós como nosso, como próprio, não mais do que aquilo que é inato, hereditário, instintual... E se há alguma coisa que não é assim tão pequenina, por exemplo o mero instinto, essa coisa um pouco maior é toda exterior a nós mesmos, embora seja nossa. É o herdado tudo o que existe de nosso antes de nós, a história que nos causou. Esta história pessoal, nossa antes de nós, está marcada, primeiro, pelos genitores; mas, através dos genitores, em seguida cresce e se estende para tudo aquilo que nos antecede. Não somos o primeiro no mundo, nenhum de nós fomos. Jung chamou isso de arquetípico; chamaríamos, com Zaltzman (1999), de o indestrutível pertencimento à espécie humana que o trabalho de cultura (*Kulturarbeit*) protege e que nos confere um lugar originário.

Em concordância com Freud, mas ressaltando o aspecto mais vital do que ameaçador desta precariedade originária, Winnicott considera esta nossa condição de cairmos no mundo, homens despreparados e desamparados, precisando de um belo aparato de maternidade para sobrevivermos em vez de vazarmos e nos esvairmos. Tanto no âmbito biológico, da necessidade orgânica mais básica, quanto do ponto de vista dos afetos que já estão presentes naqueles que acolhem o bebê – vamos chamá-los por ora de mãe e pai, pois as configurações dos "genitores" são cada vez mais complexas e variáveis –, esse é o panorama de nossa condição humana.

Retomamos esta condição de nossa origem segundo Winnicott a fim de ressaltar desproporção de nossa relação inicial com o universo no qual ingressamos, cada um de nós areiazinha com uma história própria que nem bem começou, em relação ao universo todo que já nos preexiste, cujos limites não sabemos onde se encontram, a não ser que eles se expandam... Então, é nos nossos começos que somos mais exteriores a nós mesmos. Jamais nos deixará a memória dessa nossa exterioridade, mas ela será progressivamente esquecida, e nos parecerá natural nos imaginarmos como uma interioridade fechada em si mesma.

Por isto, Winnicott dirá que, nos começos, estamos com o ambiente, na figura da mãe ambiente. Somos dentro de uma bolsa uterina, nunca vimos nada, "nadamos" o tempo todo de nosso desenvolvimento. Quando saímos desta bolsa, "sentimos" uma coisa estranhíssima, não é mais aquático, é o ar. Caímos. De repente este ar nos invade por dentro, somos impelidos a respirar. E, pela primeira vez, respiramos! Então, impelem-nos os cheiros... chegam a nós os toques, o tato... Nossos olhos ainda fechados, pouco adiantaria se abrissem. Poucas horas mais tarde nos invade um preenchimento branco que agora nos aquece. Ao longo de semanas perceberemos apenas pontos, manchas, penumbras. Descobrimos que temos um orifício ali no nosso "alto", que pode se acoplar a essa fonte branca, tépida, por onde esta calma ingressa. Onde começa isso, onde terminamos? Nenhuma ideia de corpo.

Então, é nesse lugar onde caímos, nesse chão e nesse cuidado que está nossa vida, a parte essencial de nossa vida. Aí joga-se a relação entre um bebê só no começo que nós somos e o entorno que o acolhe, chamado por Winnicott de ambiente. Neste começo, é esse nosso corpinho tão ínfimo frente a todo universo complexo no qual vamos nos instalar, mas sem a mínima notícia de suas bordas nem de sua unidade; esse nosso corpinho, ao mesmo tempo, centelha de tudo que está por vir. Quase não fazemos parede com aquilo que nos é exterior. Nossa pele que nos contorna e delimita, sobretudo nosso eu-pele, ainda está por se fazer. Apenas aqueles que estão juntos, ao lado, podem perceber isso e podem começar a cuidar. É o que nos acostumamos a chamar de "mãe", mas que, na verdade, é cada um que está posto na posição de responsável pelo cuidado deste que começa a fazer sua propriedade, cada um que atrapalha e que ajuda um outro a poder começar fazer para si a própria história, ou seja, individuar-se.

Nesse processo de individuação, como vamos curvar um fragmento deste universo complexo, curvá-lo no ponto no qual nos instalamos até completar uma dobra, para fazer desta dobradura um dentro – que então chamaremos de eu? Como vamos "interiorizar o fora [o plano de imanência]", para falar na língua de Deleuze (1987, p. 132)?

Winnicott nomeou esta posição de responsável pelo cuidado de "mãe suficiente o bastante". Se a mãe *deseja* que este neonato, seu produto, se torne um sujeito outro – parece-nos que esta é a condição primeira, mais explicitada por Lacan do que por Winnicott –, ela será suficiente o bastante no contato com esse vir-a-ser alguém. Isso quer dizer que ela terá a capacidade de fornecer as condições básicas e fundamentais para que esse vir-a-ser se torne sujeito. Na proposição winnicottiana, "mãe suficiente o bastante" é uma mãe que se colocou absolutamente sintônica às necessidades daquele neonato. Winnicott entende que para a mãe estar absolutamente sintônica às necessidades do neonato, ela precisa ter a capacidade de regredir bastante; pois, como construir esta sintonia com o estado tão primitivo do neonato a não ser fazendo renascer em si uma marca do que fomos no nosso próprio começo? Ser suficiente o bastante é poder regredir a estes estados primitivos para conseguir traduzir e estabelecer sentidos para os estados deste neonato que se comunica com o adulto na língua do originário.

Neste panorama relacional, a proposição de Winnicott é de que a mãe suficiente o bastante, que se sintoniza com as necessidades do bebê, possibilita a seguinte experiência: quando o bebê tem uma necessidade, quando sente uma dor e necessita se livrar dela, quando precisa solucionar essa experiência de desprazer encontrando a satisfação que corresponde à descarga do desprazer, ele pode alucinar o objeto da satisfação. Mas isso não é tão determinante quanto ter perto de si uma mãe que esteja envolvida neste mundo bem primitivo, sintonizada "primitivamente"; somente com esta mãe boa o suficiente este bebê tem a ótima oportunidade de ter sua necessidade traduzida e, em seguida, viver plenamente a experiência de satisfação.

Para o bebê, esta engrenagem bem azeitada em que ele tem uma necessidade alucina uma maneira de satisfazer esta necessidade, e ele experimenta o prazer pleno da satisfação, constitui-se um circuito que produz a marca de uma confiança básica. Podemos pensar que na experiência íntima do bebê – um bebê que sequer reconhece para si (si?) qual é seu próprio contorno, que nem imagina onde ele próprio termina – não se trata de alguém que veio fazer isso por ele e, sim, que se trata de que ele mesmo criou a própria condição de satisfação. Sentir-se capaz de construir as possibilidades de satisfação e resolver a situação de dor, pressão, desprazer, é uma experiência de exaltação e onipotência.

A mãe suficiente o bastante é, então, essa que consegue junto do bebê ser o ambiente que fornece as condições para que esta experiência onipotente ocorra, sem desfazer a ilusão de onipotência do bebê, sem revelar que é ela quem, primitivamente sintônica, recorta do ambiente o objeto que resolve a situação de pressão. E isso sucessivas vezes: "chorei... criei uma relação de satisfação". É assim que o bebê ilusiona. Esta constância é o fundamento para instituir nesse vir a ser de um sujeito a sua própria potência. Uma potência que decorre da experiência de autocriar essa relação de satisfação e, por consequência, de poder criar o mundo.

Escreve Winnicott (1971):

> No começo do desenvolvimento de todo indivíduo humano, um bebê, em determinado ambiente proporcionado pela mãe, é capaz de conceber a ideia de algo que atenderia à crescente necessidade que se origina da tensão pulsional. Não se pode dizer que o bebê saiba, de saída, o que deve ser criado. É neste momento que a mãe se apresenta. Da maneira usual, ela dá o seio e seu impulso potencial de alimentar. A adaptação da

mãe às necessidades do bebê, quando suficientes o bastante, dá a este a ilusão de que existe uma realidade externa correspondente à sua própria capacidade de criar. Em outras palavras, ocorre uma sobreposição entre o que a mãe proporciona e o que a criança poderia conceber. Para o observador, a criança percebe aquilo que a mãe realmente apresenta, mas essa não é toda a verdade. O bebê percebe o seio apenas na medida em que um seio poderia ser criado exatamente ali e naquele instante. Não há intercâmbio entre a mãe e o bebê. Psicologicamente, o bebê recebe de um seio que faz parte dele e a mãe dá leite a um bebê que é parte dela mesma. A ideia de intercâmbio se baseia em uma ilusão (p. 27).[3]

Então, Winnicott pensa que nessa experiência onipotente do bebê com a mãe suficiente o bastante se cria um espaço de ilusão. Para que esta ilusão possa vigorar, não cabe a pergunta de quem é que faz o que, nem o que veio de um lado e o que veio de outro. Considerando as fronteiras pouquíssimo definidas entre o que é dentro e o que é fora do bebê, quanto menos se exigir que ele discrimine o que vem dele e o que vem do exterior, mais intenso e mais largo é o espaço da ilusão. Como Winnicott afirma categoricamente se tratar de uma "área neutra de experiência" entre o bebê e a mãe, anunciando seu desdobramento: espaço potencial entre o sujeito e o ambiente, entre eu e o mundo.

É certo que mais cedo ou mais tarde a sintonia entre mãe e bebê falhará. A mãe suficiente o bastante aceita estes fracassos como anúncios do desenvolvimento emocional do bebê. Tais fracassos são também fundamentais para o produtivo processo de desfazer a ilusão: através da desilusão, perdida a crença onipotente inaugural, restará a capacidade criativa do homem. Mas é relevante ressaltar que o que permanece atual em todo este processo é o espaço potencial da experiência comum, nem de um nem de outro, ao mesmo tempo de um e dos outros. Espaço *entre*, ao mesmo tempo do sujeito já constituído e dos objetos com os quais ele se relaciona.

---

3. Este trecho pertence ao artigo intitulado "Objetos transicionais e fenômenos transicionais", escrito em 1951 e publicado, em 1958, no livro *Textos selecionados: da pediatria à psicanálise*.

É de acordo com esta mesma noção que Thomas Ogden (1996), psicanalista norte-americano, fala com o leitor que acaba de iniciar a leitura do livro que ele escreveu.

> Tarde demais para voltar atrás. Depois de ter lido as palavras iniciais deste livro você já começou a entrar na perturbadora experiência de se ver transformar em um sujeito que você ainda não conhece, mas mesmo assim reconhece. [...] Você, o leitor, precisa permitir que eu o ocupe – seus pensamentos, sua mente, já que não tenho outra voz para falar a não ser a sua. Se você pretende ler este livro, precisa dar-se o direito de pensar meus pensamentos, enquanto eu preciso permitir tornar-me seus pensamentos, assim nenhum de nós será capaz de reivindicar o pensamento como sua criação exclusiva.
> A conjunção de minhas palavras e sua voz mental não representa uma forma de ventriloquia. Um evento humano muito mais complexo e interessante está em jogo. Um terceiro sujeito é criado na experiência de ler. Sujeito este não redutível ao escritor nem ao leitor. A criação de um terceiro sujeito (que existe em tensão com o escritor e o leitor como sujeitos separados) é a essência da experiência de ler e, como será desenvolvido neste livro, é também o núcleo da experiência psicanalítica (p. 1).

Portanto, o autor garante que o leitor que começou a ler o livro não será o mesmo porque para que o leitor entre nisso que ele, o autor, vai escrever, o leitor terá de fazer o esforço de pensar os pensamentos do escritor. Já enquanto escrevia o livro, o autor tentava pensar os pensamentos do leitor. E o livro só se fará livro no encontro dessas duas direções: o escritor que escreveu com os pensamentos do leitor, e o leitor que vai ler o livro com os pensamentos do escritor. O livro é criado na leitura, no espaço entre. A rigor nem sequer tem autoria, porque não existe alguém que escreve o livro se alguém não o lê, da mesma maneira que não há um leitor sem um livro.

Esta experiência cultural que Ogden descreve é igualmente a experiência da análise. A experiência transferencial, da mesma maneira que na experiência cultural, é também essa experiência de um sujeito que fala e de um outro que recebe a fala, o psicanalista. O trabalho de uma análise é o que se cria no encontro dessas duas direções, sem que se possa determinar a rigor quem narrou o quê. O que há é isso que se constituiu no meio.

Acredito que com este esforço teórico a respeito de uma mãe que é ambiente, no desejo de ser suficiente o bastante para um bebê que se torna, ele também, suficiente o bastante, Winnicott desenha o espaço que ambos tecem ao se encontrarem. Estabelecem um entre eles, um meio. Espelho de um para o outro, e no meio deles, entre o dois, o reconhecimento como sujeitos. Com isso, Winnicott amplia a experiência do vínculo transferencial para todo o espaço que envolve estes dois protagonistas. Este espaço intermediário é também o espaço da experiência cultural.

Winnicott (1967) escreve:

> Empreguei o termo "experiência cultural" como uma ampliação da ideia dos fenômenos transacionais e do brincar, sem estar certo de poder definir a palavra "cultura". A ênfase, na verdade, recai na experiência. Utilizando a palavra "cultura", estou pensando na tradição herdada. Estou pensando em algo que pertence ao fundo comum da humanidade, para o qual indivíduos e grupos podem contribuir, e do qual todos nós podemos fruir, se tivermos um lugar para guardar o que encontramos. [...] O lugar em que a experiência cultural se localiza está no espaço potencial existente entre o indivíduo e o ambiente (p. 137-139).

Uma clínica da rua

Este largo preâmbulo a respeito de uma neurose experimental, a dita neurose de transferência, construída pela psicanálise a fim de fornecer as condições para que um tratamento ocorra, toda essa configuração artificial que resultou na chamada situação analítica, sempre supôs psicanalista e paciente, reunidos na intimidade fechada das quatro paredes. Mesmo quando este interior se transformou e se ampliou com a noção de ambiente, foi sobretudo nessas condições circunscritas do gabinete do psicanalista que a psicanálise se desenvolveu e prosperou.

Entretanto, a situação do acompanhamento terapêutico acontece sem respeitar essa determinação delimitada pelas quatro paredes. Não são poucas as vezes em que o encontro entre o acompanhante terapêutico e o acompanhado se realiza nos espaços abertos, ou mesmo públicos. O ambiente é outro, distinto da privacidade secreta e silenciosa do consultório do psicanalista. Em uma saída, acompanhante terapêutico e acompanhado entram em contato com diversos elementos da pólis, totalmente estrangeiros ao que lhes é mais pessoal.

O envolvimento nesta atmosfera repleta de elementos estrangeiros, comum ao estar no *socius*, quase se opõe à atmosfera familiar da situação analítica. Agora, é necessário que o pensamento sobre o acompanhamento terapêutico dê conta dessa diferença. É aqui que algumas das formulações construídas pela psicanálise vacilam e nos servem menos.

Além disso, no acompanhamento terapêutico, o acompanhante terapêutico e o acompanhado não estão, como na situação analítica, apenas para falar e escutar. Diferentemente da situação analítica, o enquadre em que se dá o acompanhamento terapêutico não convida o acompanhante terapêutico a ficar imóvel, lentificado e em suspensão, de modo a favorecer a flutuação de toda sua atenção e, assim, realizar aquilo que chamamos de "escuta". E ao acompanhado não se propõe que ele se deixe associar fatos mentais, relaxadamente, em uma espécie de liberdade infinita da fala. Distinto da situação analítica, no acompanhamento terapêutico, podemos qualificar a atenção do acompanhante terapêutico como desperta. Se pudermos pensar em algum tipo de flutuação, ela não é mental; sem retirar a atenção do ambiente, é todo o corpo que flutua; ou seja, o acompanhante terapêutico deve ficar sensível a todas as mensagens que lhe chegam do ambiente, porque todas as coisas que o acompanhante terapêutico percebe durante uma saída, do acompanhado e de que tudo que os envolve, são percebidas quando ele está alterado pela presença do acompanhado a seu lado. Todas as coisas que o acompanhante terapêutico percebe são as coisas mesmas mais um índice de mistura que vem do vínculo que ele mantém com o acompanhado. Nessa atenção sensível, a fala constitui uma parcela bem parcial de tudo que toca o acompanhante terapêutico.

Devemos acrescentar mais uma distinção em relação à situação analítica. A narrativa que o acompanhante terapêutico e o acompanhado constroem juntos não representa alguma outra coisa, como acontece quando a paciente vem falar sobre algo para o psicanalista na sessão de análise. A narrativa – que não é apenas a verbal, mas também a narrativa espacial que vai sendo "falada" por intermédio da movimentação pelos lugares –, não é somente representacional. Constatamos que a dimensão acontecimental ganha particular intensidade nesta espécie de "fala pedestre" (p. 177), descrita por Certeau (1999). É forte a evidência de que esta fala que diz pelas movimentações nos lugares é um fazer, que se constitui no instante mesmo em que ela se enuncia. É enquanto a fala pedestre se faz e se presentifica que ela diz; ela diz sem estar referida a outra coisa que ela representa.

Então, no acompanhamento terapêutico não se trata de recolhimento, lentificação e suspensão, física e mental, do acompanhante terapêutico, e sim de uma presença atenta e ativa; não se trata de fala livre associativa do acompanhado, e sim de corpos agindo em associação; não se trata de escutar, pensar e dizer, e sim de escutar-andar, pensar e fazer. E, principalmente, não se trata de um encontro fechado só a dois, e sim um encontro de dois que estão envolvidos pelo *socius* e que não se separam do coletivo. Por tudo isso que constitui o cotidiano conhecido do acompanhamento terapêutico, se impõe para os acompanhantes terapêuticos novas variáveis que nos permitem pensar em novas possibilidades de compreender aquilo que se passa no próprio acompanhamento terapêutico, no tratamento e na transferência.

Transferência a céu aberto

O lugar onde começa um acompanhamento terapêutico é a céu aberto, o espaço comum. Mesmo que o encontro do acompanhamento comece na casa do paciente e permaneça ali por certo tempo das saídas, a perspectiva de ir para os espaços públicos e para as instituições coloca o acompanhante terapêutico e o acompanhado em pé de igualdade: nenhum dos dois possui a propriedade do lugar. Antes de qualquer coisa, ambos pertencem ao mundo, são cidadãos da pólis, cosmopolitas. Isso define o acompanhante terapêutico e o acompanhado como semelhantes e completamente virgens para o encontro. A única coisa que os antecede é a história pessoal de cada um. Tanto uma quanto a outra, não é mais que a história de um cidadão, e isso os faz comuns um ao outro. É por isso que ambos chegam para o primeiro contato em uma espécie de grau zero do encontro.

A ausência da propriedade do lugar intensifica o grau zero do encontro. Essa espécie de virgindade do encontro produz uma diferenciação do acompanhante terapêutico em relação ao psicanalista. O psicanalista acolhe a paciente em sua propriedade privativa; ele possui sua poltrona e empresta o seu divã para o paciente. Diferente do acompanhante terapêutico, o analista agenda o primeiro encontro com o paciente em seus próprios domínios, marcando com isso uma anterioridade muito particular, que é já dada e logo imposta ao paciente. Desde antes de se colocarem no face a face, o psicanalista já introduz no encontro com o paciente as próprias histórias que há anos impregnam as paredes e o ambiente de sua sala de trabalho.

No acompanhamento terapêutico, essa anterioridade não existe. Esse grau zero do encontro, produzido pela ausência da propriedade privada, permite pensar que as coisas não começam exatamente a partir de um sujeito que já preexiste, que se encontrará com um outro também já preexistente. No grau zero do encontro há uma nuvem de indeterminação. Um pouco antes de haver o sujeito e um outro há, primeiro, para aqueles dois seres sem posses, a possibilidade do encontro. Diante da possibilidade do encontro, acompanhante terapêutico e acompanhado são ninguém e ainda não têm qualquer sinal emitido pelo encontro dos dois. Diante da possibilidade eminente do encontro, esses dois seres não possuem nada um do outro a não ser após o nascimento do encontro. É só a partir do acontecimento do encontro que eles se individuam e se constituem, como um e como outro.

Embora isso também ocorra na situação analítica, a condição em que o acompanhamento terapêutico se dá torna mais evidente que a constituição de si e do mundo não tem como ponto de partida nem o sujeito, nem o outro ou o objeto, e sim o Acontecimento.

O grau zero do encontro que o acompanhamento terapêutico impõe com radicalidade nos força a pensar a constituição de si e do mundo longe de uma ontologia do sujeito e do objeto. Seguindo de perto a crítica que Lazzarato (2006) faz das ditas filosofias do sujeito, podemos compreender que o sujeito não é uma categoria universal e totalizante; o objeto, também, não é a exteriorização da ação do sujeito já anteriormente constituído; e o mundo não é, como uma espécie de depósito, a forma genérica das atividades humanas.

O mundo constitui-se passo a passo com o que se constitui a partir de dois corpos que se encontram. Dois corpos que se encontram não são duas totalidades, mas são, cada um, uma multiplicidade de possíveis: eles não sabem antes o que realizarão reciprocamente um sobre o outro, constituindo o si mesmo de cada um, nem o que se realizará entre eles, constituindo o mundo do qual ambos fazem parte, o *socius*. O si mesmo de cada um desses dois corpos só existirá na medida em que eles são constituídos no mundo e pelo mundo – mundo esse de que os corpos são, simultaneamente, constituintes.

G. W. Leibniz (1646-1716) demonstra que o mundo é um possível; o mundo é um possível que se atualiza nas almas e se encarna nos corpos. O mundo como um possível é uma multiplicidade de relações que se efetuam, ou se exprimem, no instante em que desenvolvem aquilo que o possível contém. É daí que Gilles Deleuze (1925-1995) partirá para afirmar que "o mundo é um virtual que se atualiza" (1991, p. 175): o mundo é uma multiplicidade de relações que se atualizam no instante em que efetuam aquilo que o virtual implica. Em *A dobra: Leibniz e o barroco*, Deleuze (1991) confirma a restrição presente em Leibniz na medida em que Leibniz pensa a possibilidade como simples realização do possível: o possível é a imagem do realizável. Quando Leibniz divide sua metafísica em "dois andares", no alto as mônadas racionais – cada uma se relacionando como o todo e não se relacionando entre si – e embaixo o universo material dos corpos – compondo coletivos pela relação de uns sobre os outros, ele prefigura os possíveis. O mundo é um possível que existe *a priori* e que se atualiza nas almas e se encarna nos corpos. No momento em que divide os possíveis, Leibniz simultaneamente precipita e antecipa a imagem do futuro. O que se realiza, se efetua, é a materialização do já idealizado. Leibniz faz aqui a mesma coisa que a dialética faz em relação ao par dos opostos contraditórios – pois o par de opostos já carrega dentro de si sua nova síntese superior.

Deleuze retoma Leibniz e força uma diferenciação entre os possíveis de Leibniz. Deleuze pensa a possibilidade não como divisão de possíveis já idealizados e sua realização, e sim em termos de criação de possíveis e sua atualização. O possível não está preconcebido dicotomicamente, ele ainda precisará ser criado. No instante em que acolhemos a oportunidade de uma nova distribuição dos possíveis, também trabalhamos, simultaneamente, por sua efetuação – "desenvolvimento do que envolve, explicação do que implica", escreve Lazzarato (2006, p. 17). Essa efetuação não é a exteriorização do sujeito no objeto, uma vez que o sujeito e o outro não estão dados. É um processo de dupla individuação, do sujeito e do objeto, na forma de atualização do possível. Por isso, o si e o mundo existem somente naquilo que os expressam. Assim, são contemporâneos do tempo.

É com esse guia dos mundos compossíveis que devemos ler o que Freud quer dizer com o conceito de inconsciente: "o inconsciente não é ôntico", afirma Lacan (1973, p. 37). O inconsciente é a reserva dos possíveis, é esse lugar-nenhum – o infantil é o lugar-nenhum – a partir do qual uma atualização desejante se efetuará. O infantil é uma virtualidade que existe como possível, como potência; mas o infantil só se realiza, se expressa e se existencializa quando se efetua, atualizando-se no tempo.

As teorias liberais pressupõem indivíduos já constituídos, universais, livres e autônomos; as teorias socialistas pressupõem o coletivo como uma organização destacada dos indivíduos que o produzem. O acompanhamento terapêutico é mais um dos lugares que hoje nos força a pensar que individualidades e coletividades não são pontos de partida, mas, sim, pontos de chegada de um processo aberto que deve inventar, ao mesmo tempo, essas individualidades e essas coletividades.

Queremos avançar um pouco mais e esclarecer que o percurso até aqui está orientado por duas filosofias diversas, que remetem a dois processos constitutivos e a duas políticas diferentes: de um lado, as filosofias do sujeito com seu processo constitutivo fundado na práxis (o mundo e o si são expressões da ação do sujeito), presidindo uma política de oposições dualistas; e, de outro lado, a filosofia da diferença com seu processo constitutivo assentado na criação e efetuação de mundos, regendo uma política da multiplicidade.

Ainda seguindo o percurso de Lazzarato (2006), chegamos a Gabriel Tarde (1843-1904), contemporâneo de Freud, que explora o poder constituinte do *socius* baseando-se nessa dinâmica de criação de possíveis e sua efetuação. Tarde será nosso acompanhante para pensar como se constituem o mundo e o si, porque ele pensa em um ritmo que se assemelha àquele em que transitamos para pensar o acompanhamento terapêutico.

Tarde é simpático ao Leibniz dos mundos possíveis e do mundo como composição de um vitalismo imanente da natureza. A partir desta simpatia, Tarde retoma a noção leibniziana de mônada. Para Leibniz, as mônadas são as forças constitutivas de cada corpo, de cada coisa que se materializa quando se realiza. O mundo é o campo de expressão das mônadas. A mônada é uma célula, e uma célula é uma fábrica. Porém, em Leibniz, a mônada é fechada em si mesma, permanece incomunicável com outras mônadas, e cabe a Deus a ordenação do mundo dos possíveis. É aqui que Tarde (1895) faz desvio e constrói sua "neomonadologia": a mônada não é fechada em si, as mônadas se interpenetram. A mesma inspiração que levou Freud a sublinhar o poder de contágio da energia libidinal investida por um sujeito em relação a um objeto que ele escolhe, a mesma ideia de contágio conduz Tarde a buscar no conceito de interpenetração entre os corpos aquilo que define a mônada: uma mônada é o modo como uma força agiu sobre outra força, o modo como ela foi modificada e modificou o sentir de outra mônada. Uma mônada é uma célula, uma fábrica e, além disto, uma esfera de ação. Quer se combinem positiva ou negativamente, quer se oponham, quer se adaptem, o impulso de se apropriar ou de se sujeitar instala uma dinâmica de interações ou de evitações das mônadas entre si. As mônadas são um mundo em si, ou aspirando a ser, produzindo sua própria temporalidade e seu próprio espaço (em vez de existirem fechadas em si mesmas, em um tempo e em um espaço universais) e também agindo umas sobre as outras, se alargando infinitamente e constituindo outros mundos possíveis.

Escreve Tarde (1895):

> Infelizmente temos uma tendência inexplicável de imaginar homogêneo tudo o que ignoramos [...]. Existir é diferir; na verdade, a diferença é, em certo sentido, o lado substancial das coisas, o que elas têm ao mesmo tempo de mais próprio e de mais comum. É preciso partir daí e evitar explicar esse fato, ao qual tudo retorna, inclusive a identidade da qual falsamente se parte. Pois a identidade é apenas um *mínimo*, e portanto apenas uma espécie, e uma espécie infinitamente rara, de diferença, assim como o repouso é apenas um caso do movimento, e o círculo uma variedade singular da elipse. Partir da identidade primordial é supor na origem uma singularidade prodigiosamente improvável, uma coincidência impossível de seres múltiplos, ao mesmo tempo distintos e semelhantes, ou então o inexplicável mistério de um único ser simples posteriormente dividido não se sabe por quê. Em um certo sentido, é

imitar os antigos astrônomos que, em suas explicações quiméricas do sistema solar, partiam do círculo e não da elipse, sob pretexto de que a primeira figura era mais perfeita (p. 96-98).

De acordo com Tarde, é a diversidade, e não a unidade, que está no cerne das coisas. O princípio e a fonte vital de toda composição do *socius* não reside em uma lei geral que preexiste ao mundo (seja a identidade, o mercado, o Estado, a dialética, a linguagem ou o simbólico), mas reside na ação constituinte e imanente de todas as mônadas em combinação. A potência de criação e de constituição que tradicionalmente foram atribuídas aos seres divinos, e depois ao Deus único, são agora atributos das mônadas que se atualizam ao se interpenetrarem.

Portanto, o *socius* não é feito apenas de sujeitos e de objetos; o *socius* é um tecido de relações – vitais, físicas, psíquicas e sociais – que se combinam de acordo com hierarquias constituídas pela captura de uma infinidade de coisas. As relações não dependem nem do sujeito, nem do objeto; ao contrário, sujeitos e objetos são produtos. São as relações que constituem, geram e fazem emergir sujeitos e objetos.

A experiência constante de estar fora das quatro paredes das instituições de saúde mental, seja a instituição ambulatório, seja a instituição consultório do psicanalista, e saber-se mergulhado na pletora de estímulos que envolvem aquele que transita pela cidade, põe em cheque o pensamento que concebe o encontro entre dois indivíduos como uma aproximação entre duas totalidades preestabelecidas e resguardadas na identidade de si mesmas. A experiência de estar lançado no mundo, frequente na prática do acompanhamento terapêutico, deve ser aproveitada para pensar aquilo que fazemos na clínica do acompanhamento terapêutico. Se tiramos proveito dessa condição que se impõe em nós, de estar no mundo e, no mundo, fazer mundos possíveis, pode adquirir consistência o pensamento que concebe a composição polifônica, simultaneamente, de si e do mundo.

O indivíduo não é a mônada fechada leibniziana, o resguardado em si, que escolhe sair de seu interior para ir se encontrar com o objeto. O indivíduo é a luta e a cooperação entre uma infinidade de corpos, orgânicos e não orgânicos, todos aí presentes, interpenetrando-se uns aos outros, mais ou menos. Todos os corpos, humanos e não humanos, constituem esferas de ação que já são organizações políticas: sociedades atômicas, sociedades moleculares, sociedades celulares... O processo de constituição de si e do mundo é infinitesimal, atômico, corporal, comunitário, social e cosmológico. O que constitui o indivíduo é sua multiplicidade: o indivíduo é um equilíbrio móvel atravessado por uma série de variações que se interpenetram entre si e que se mantêm a favor destas relações, conjuntando e disjuntando. Cada estabilização metaestável, cada fechamento momentâneo de multiplicidades, é uma dobra, uma individuação. Cada individuação é possibilitada por todas as individuações que a precederam, sejam elas químicas, biológicas, orgânicas, afetivas, parentais, sociais... Uma individuação, individual ou social, não supera, mas integra, incorpora e amplia outras individuações anteriores e contemporâneas.

Tarde pensa as relações afetivas e o mundo social funcionando como elos nas redes de forças afetivas, repetindo, imitando, fazendo correntes e deferindo, inventando, fazendo desvios. O todo social não é globalizado, mas é o efeito da multiplicidade de singularidades agindo umas sobre as outras, em uma espécie de contágio por meio da rede formada pelos corpos humanos e não humanos. O todo social não transcende as singularidades que o constituem.

> O caráter bizarro e disparatado da realidade, visivelmente dilacerada por guerras intestinas seguidas de precárias transações, supõe a multiplicidade dos agentes do mundo. Sua multiplicidade atesta sua diversidade, única capaz de dar-lhes uma razão de ser. Nascidos diversos, estes agentes tendem a se diversificar, é sua natureza que o exige; por outro lado, sua diversidade deve-se a eles serem, não unidades, mas totalidades especiais [...]. A especialidade de cada um dos elementos, verdadeiro ambiente universal, é ser não apenas uma totalidade, mas uma virtualidade de certo tipo, a encarnar dentro de si uma ideia cósmica sempre

chamada, mas raramente destinada a realizar-se efetivamente. Seria, de certo modo, alojar as ideias de Platão nos átomos de Epicuro, ou melhor, de Empédocles que professava a diversidade elementar (p. 120-121).

Acredito que esse é o pensamento que traduz o modo como escolhemos determinadas direções para pensar o acompanhamento terapêutico a partir da sustentação transferencial que conecta acompanhante terapêutico e acompanhado. Assim, podemos entender o que se passa ao longo da criação e da realização de enredamentos, o que se passa tanto entre acompanhante terapêutico e acompanhado quanto em cada um destes protagonistas se individuando, quanto no mundo que eles constituem e que se constiui neles de forma imanente.

Eis algumas balizas introdutórias para pensarmos o acompanhamento terapêutico.

Mais da transferência

A *questão infinita da transferência, aparentemente tão imaterial, pode ser problematizada em um de seus aspectos particulares, o de como a transferência "encarna", às vezes até corporalmente, nos processos analíticos.*

O *texto deste capítulo foi parcialmente apresentado em outubro de 2003 por ocasião do* I Encontro Multidisciplinar – O Acompanhamento Terapêutico e suas Conexões (*organizado pela Equipe Conexão – Acompanhantes Terapêuticos e realizado na Associação Médica de Brasília, em Brasília*) *e, com pequenas modificações, em novembro de 2003 por ocasião do* III Congresso Argentino/I Congresso Iberoamericano de Acompanhamento Terapêutico – Desarollos en la Clínica: Especializaciones y diversidade de las áreas de inserción (*organizado por* AATRA *e realizado na Faculdade de Medicina da Universidade Nacional de Buenos Aires, em Buenos Aires*).

Aqui, o texto foi ampliado de modo a refletir a operatividade da transferência na condução dos tratamentos, tanto quando se trata na análise quanto quando se trata no acompanhamento terapêutico. Não hesitamos em confirmar o estatuto primordial do operador da transferência no acompanhamento terapêutico e, consequentemente, o arsenal legado por diversas psicanálises.

Em certo momento de um processo analítico de vários anos, após alguns meses dolorosos em que o paciente tentou manter suas sessões semanais, embora se endividasse progressivamente para poder pagar o analista, o paciente finalmente teve de reconhecer sua impossibilidade de seguir o tratamento. Neste período, o paciente sempre esteve triste pela, cada vez mais provável, interrupção da análise e empregou muitas de suas forças para evitar tal interrupção, sem alcançar o sucesso. O choro diante da perda iminente da relação analítica exibia a dor do paciente que não conseguia imaginar viva aquela experiência analítica que ele não queria deixar morrer. Era perceptível o esforço para, em meio a tanta desilusão, evitar que a análise fenecesse. A sensação de fracasso crescente deprimia o paciente, comprometendo o campo de vitalidade que existia nele e que o mantinha em luta, perseverante.

Foi deste cenário, anunciando a ruína, que surgiu uma nova combinação: o paciente propôs sessões somente uma vez por semana, e o analista aceitou a proposição, estabelecendo para isso um tempo de poucos meses. Para o analista, o intervalo não comprometia as possibilidades de analisar e dava chances para o processo analítico seguir. Ambos os atores do processo seguravam, com implicações diferentes, o fio da continuidade: o analista aceitava as precárias condições de analisar e o paciente resistia, sentindo o perigo de desabar-se em si mesmo, lutando contra a sensação de uma corda que já havia se esticado demais.

Ao final da sessão em que firmaram o novo contrato, o analista em sua poltrona e o paciente já sentado no divã, face a face com o analista, no instante em que acordavam a sessão semanal para a semana que se seguiria, o paciente terminou a sessão ressaltando sua esperança: "mais três meses e acho que consigo mais trabalho; mais uns três meses e espero ter resolvido esta situação e voltar a frequentar as sessões semanais", ele disse. Aí escapou um gesto, inédito para ambos, vindo da parte do analista: ele bateu três vezes na mesa de madeira que ficava ao lado de sua poltrona – que é para não dar azar – como se dissesse "Oxalá!"..., para o paciente ou para ambos, nunca saberemos.

Somente na sessão seguinte o paciente falou do efeito que lhe causou este gesto do analista no interior da cena de ruptura e de ligação que ambos viviam. Nenhuma palavra! O gesto apenas, com sua materialidade de gesto, impressionou o paciente, surpreendendo-o como surpreendem os sonhos que duram, atemporais, na memória. E a materialidade do gesto do analista marcou o paciente com a veemência do intemporal. O paciente contou que a surpresa, causada pelo gesto inesperado do analista, excitou-o e ficou reverberando longamente, e agora ele não podia mais esquecer aquilo que houvera de volumoso daquele instante. A imagem do gesto, o som e toda aquela atmosfera ficaram ecoando no interior do paciente, sensível, e foram intensos a ponto de criarem nele um Dentro que não existia antes. Então, a presença do analista em pessoa erogeneizou algo no paciente, dando-lhe possibilidades de vida a uma região até então sem forma, espécie de só-fundo, cloaca desconhecida do paciente. O gesto do analista ganhou importância para o paciente porque se associou a uma insistente pergunta do paciente.

A pergunta que repetidamente, e agora mais uma vez, emergia no desenrolar da análise, embora só fosse ganhar contornos mais claros meses depois, era mais ou menos a seguinte: como me dou forma, enformo, encorpo? Quando resvalo no informe, no nada de mim, pressinto meu afundamento, a cronificação do eu, e então apelo para o além de mim, estará o outro, estrangeiro inatual, ainda ali ao lado? O outro sobrevive? Deseja? Espera? Ressoa? Ou ressona, é puro silêncio que põe em dúvida a existência?

Com seu gesto, o analista apresentou sua corporeidade. Ele ganhou outro corpo para o paciente, presentou-se outro. A carnalidade do gesto do analista constituiu o mais intenso da presença do analista, sendo para o paciente a resposta do outro sobrevivente, ainda outro, ali, junto. Através do gesto, a tenacidade do corpo do analista sobreviveu à pura anomia de um só-fundo, perigosa cloaca, do paciente. Por se manter ainda presente, o analista enfrentou o desabamento do paciente, afastou-o do puro anonimato do só-fundo, e isso discerniu a morte do vivo do paciente. Discernido da morte, isso conectou o vivo do paciente com a Ausência.

Dizemos "ausência" por se tratar do virtual, da presença sem pessoa, da presença do ausente no sentido de uma existência que só existe para reconhecer a vez do outro e a alteridade do outro. Conforme escreve Fédida (1996):

> O próprio da massa, nos termos em que a hipnose e o estado de apaixonamento a produzem ("formação de massa a dois"), é realizar a presença por inflação do contato (o que se chama sem dúvida "fusão"). É da ordem da massa [e da massa a dois] ser uma presença sem memória nem linguagem – uma presença que não abre para nenhuma ausência. [...] Na transferência, a alucinação negativa tem como função tornar possível a "absenteização" da pessoa em presença: a apresentação da presença evita, por assim dizer, a presentação do mesmo. A paranoia inverte o fenômeno transferencial ao anular a alteridade desconhecida da presença e ao produzir, então, a pessoa como mesmo (p. 34-47).

Então, será mais adequado dizermos que isso conectou o vivo do paciente com a Possibilidade, originando no paciente uma borda e, consequentemente, uma superfície que fazem fronteira com o sem fundo. Vemos amalgamar-se no interior do paciente uma pequena região de individuação, um Dentro, diante da mortífera cloaca que ameaça com o engolimento do sentido.

Toc, toc, toc, fez o analista contra a mesa, como se convocasse orixalá, mesmo que não pudesse supor nem que seu gesto repercutiria violentamente no paciente, nem qual energia erguia sua mão, talvez imantada pela ancestralidade da tradição popular. Compartilhando sem se dar conta de uma mandinga originária dos terreiros africanos, colocando-a em jogo no espaço analítico – *toc, toc, toc* –, o analista foi "cavalo de santo" da atmosfera herética, própria à psicanálise. Naquele instante fundamental da sessão, o analista apenas veiculou aquilo que é da ordem do espírito e dos mundos invisíveis constituindo o espaço denso da análise. Possuído por uma negritude estranha a ele mesmo, o analista foi tomado pela força do Acontecimento.

Como os três pontinhos das reticências da língua portuguesa, as três batidinhas evocaram o silêncio obstinado, sendo, ao mesmo tempo, suspensão e presença. Para o paciente, o analista, ao mesmo tempo que marcou sua presença por meio deste gesto arquetípico, esperançoso, também deixou a fala em suspenso, a reserva do dizer, sugerindo a vizinhança de todo este instante com a linguagem, deixando aberto o caminho para os futuros sentidos que toda aquela situação ainda poderia alcançar.

Freud mesmo, dois anos antes de sua morte, ainda se estranhava diante das reticências que ecoavam do fenômeno resistente da transferência. Em sua última síntese sobre a psicanálise, em 1938, ele descreve o paciente comum como aquele que procura uma análise esperando encontrar no analista aquele que poderia fazer afirmações que o aliviariam de seus sintomas neuróticos. Em função desta esperança, o paciente, geralmente, se empenha em cumprir a regra fundamental que inicialmente lhe recomenda o psicanalista: comunicar tudo aquilo que passa pela sua mente, mesmo se aquilo que lhe passa pela mente pareça sem importância ou sem sentido.

Mas, escreve Freud (1938):

> O papel do eu do paciente não se limita a oferecer ao analista o material solicitado, em obediência passiva, ou a dar crédito à tradução que o analista faz deste material. Nada disto. Muitas outras coisas acontecem, algumas que podíamos prever e outras que efetivamente nos surpreendem. O mais estranho é que o paciente não considera o analista, segundo a realidade objetiva, apenas um auxiliar e um conselheiro que é pago por sua tarefa e que tranquilamente se conformaria com o papel, por exemplo, de guia para uma difícil excursão pela montanha. Não, ele vê no analista um retorno – uma reencarnação – de uma pessoa de sua infância, de seu passado, e por isto transfere para ele sentimentos e reações que sem dúvida se referem a este arquétipo (p. 175).[1]

Este surpreso doutor Freud, 40 anos depois ainda se espantando com o fenômeno da transferência, continuava sendo aquele doutor que, nos tempos inaugurais da psicanálise, sustentara os surpreendentes efeitos da transferência de suas pacientes histéricas, mesmo antes de saber identificá-los como tal e, principalmente, antes de saber utilizar os efeitos da transferência no tratamento das neuroses. Desde estes anos inaugurais da psicanálise, e após todos os tratamentos, o conhecimento da transferência sempre esteve defasado em relação à experiência vivida na situação analítica. A noção sobre a transferência sempre conceituou muito menos que aquilo tudo que se experimenta na situação analítica: a

1. Tradução livre do autor.

noção da transferência produziu um ultrapassamento em relação ao que ela própria permitiu conceituar, por intermédio daquilo mesmo a que o conceito conduziu: a experiência analítica.

Neste sentido, a noção da transferência se assemelha em mais de um aspecto à ideia de infinito, na medida em que aquilo que a ideia de infinito pretende, como pensa Lévinas (1988), é infinitamente maior que o próprio ato através do qual se formula a ideia de infinito. Sobretudo, a relação com o infinito (e com a transferência) não faz um saber, não perdura como um saber, do modo como dura em Descartes. Na medida em que se ultrapassa infinitamente, a relação com o infinito, e também com a transferência, é sim um desejo: não termina de ser completamente satisfeita! Como o desejo, a experiência da transferência é infinita e é resultado de uma experimentação: alimenta-se com suas próprias fomes e expande-se com as satisfações que encontra para suas fomes.

Sensíveis à emoção de ultrapassamento que a transferência produz, diríamos que ela é o resultado não de uma recognição, mas de um encontro essencial entre dois individuados, de onde saem as diversas formas da experiência, a multiplicidade dos "aquis" e dos "agoras", sempre renovados. Qualquer um que queira traçar uma história da noção da transferência para a psicanálise deve, portanto, procurar a transferência em ação nos seus próprios tratamentos, como analisando e como analista.

Os acompanhantes terapêuticos, igualmente, investigam isso também no acompanhante terapêutico.

Então, para desdobrar mais uma vez a noção infinita de transferência, agora a partir do que os acompanhantes terapêuticos experimentam em sua prática, passamos a relatar o fragmento de um acompanhamento terapêutico realizado por um colega acompanhante terapêutico que participava de um grupo de supervisão com outros acompanhantes terapêuticos.[2]

Desde o início desse acompanhamento terapêutico, que tinha ainda poucos meses, o acompanhante terapêutico detectara em

---

2. Agradeço a Enrico Faldini pela oportunidade de compartilhar esta experiência.

si mesmo um cansaço, parecido com aqueles cansaços de gripe, causado pelo engessamento de estar o tempo todo ao lado de um rapaz imobilista e gelado, que não deixava nada acontecer. Já há algumas semanas, o acompanhante terapêutico nos contava como o cansaço ia se transformando em desânimo crescente, por causa do enorme congelamento que transbordava da vida de Alberto, cristalizando tudo ao redor. A paralisia congelada agravava-se à medida que Alberto ia deixando de comparecer às sessões de análise quase definitivamente. Nos últimos encontros de acompanhamento terapêutico, o acompanhante terapêutico vinha sendo recebido na saleta quadrada da casa de Alberto. Quando o acompanhante terapêutico chegava, Alberto estava sentado no sofá, e permanecia no mesmo lugar e, às vezes, na mesma posição corporal, durante todo o encontro. Entre quatro paredes. As palavras eram raras, ainda que o acompanhante terapêutico tentasse estabelecer algum contato, dizer alguma coisa, perguntar o que acontecia com o rapaz ou o que teria acontecido naqueles dias. Os olhares eram raros, mesmo que o acompanhante terapêutico tentas-se sair do lugar em que se sentara de início, a fim de buscar outros ângulos para ver e ser visto por Alberto. A impressão de empedramento só crescia. Certa vez, o acompanhante terapêutico foi recebido por Alberto no quarto dele, mas a mesma situação de completa imobilidade se repetiu, com Alberto sentado na cama bastante imóvel. Nas raras vezes em que o peso pesado dessa situação foi um pouco diferente, Alberto sentou-se diante do computador e começou a jogar um jogo qualquer, quase esquecido da presença do acompanhante terapêutico, até entrar, de repente, de novo, em uma completa ausência. Ficava ali parado diante do computador, nadificado. Sem enxergar nada, não respondia mais às perguntas ou às proposições que o acompanhante terapêutico lhe fazia, nem mesmo reagia aos toques que o acompanhante terapêutico experimentava fazer no corpo dele.

    A história de Alberto, cheia de abandonos, fazia-nos supor que esta autossuficiência enlouquecida dele talvez fosse sua defesa para que se sentisse com uma mínima individualidade. Parecia que a abrupta separação do materno, provocada precocemente pela mãe – e que resvalara também um pouco no irmão mais velho –, atingira, fundamentalmente, Alberto sem lhe propiciar a chance de constituir um Si-mesmo; ao contrário, a separação abrupta lançara-o em uma espécie de desmoronamento incalculável. Pensávamos se neste encapsulamento radical, Alberto talvez pretendesse garantir uma mínima interioridade para o próprio corpo em risco de diluição.

Tudo seguia em meio a esta quase catatonia, quando uma única coisa começou a se movimentar: neste estado de paralisia, Alberto, em algum momento do encontro com o acompanhante terapêutico, começou a babar. Lentamente, a saliva que se acumulava em sua boca entornou e começou a escorrer por um canto dos lábios, derramando-se sobre a blusa, sem qualquer reação da parte dele. Aquela baba, como um interminável riachinho de cuspe, escorrendo diante do acompanhante terapêutico, provocou espanto e, em seguida, causou bastante nojo no acompanhante terapêutico; fluindo sem parar, sem qualquer reação de Alberto, o riozinho nojento irritou o acompanhante terapêutico ainda mais, até deixá-lo exangue.

Na conversa com o grupo de supervisão se fez o entendimento de que a irritação mesclada ao cansaço revelava que o desânimo do acompanhante terapêutico era uma tentativa de ele reagir aos sentimentos de impotência que aquela situação com Alberto provocava. Era a impossibilidade de fazer algo com aquela manifestação de Alberto, a raiva sem destino, a agressividade represada por causa daquela impotência, que se transformava em desânimo no acompanhante terapêutico. Enquanto parte de Alberto se liquefazia e escorria lentamente em puro fluxo vertiginoso, o acompanhante terapêutico imaginava a queda em que Alberto podia se sentir lançado. Aquela matéria líquida era a expressão mais acabada de um abandono aos estados de muita destruição. Assaltado pelo terror de nada ser, Alberto, agora, parecia se autoprovocar sensações, através de uma substância corporal mole – e sabemos, desde os estudos de Tustin (1975), que as matérias orgânicas moles são formações de sensação imediatas para o indivíduo, não representando tanta ameaça como representam os objetos duros, que explicitam com firmeza seu pertencimento ao mundo dos objetos que não são o indivíduo.

Essa boca de Alberto que babava, aberta na presença do acompanhante terapêutico, era o signo do Informe. Era, ao mesmo tempo, a porta para a diluição infinita do eu, uma espécie de hemorragia do Nada, e também a configuração, o contorno, de uma porta para o Aberto.

Então, foi nesse instante que o acompanhante terapêutico fez o gesto interpretante: segurando um lenço de papel, começou a enxugar a baba de Alberto, iniciando para Alberto o contorno deste buraco de onde vertia, meio inesgotável, o sem-forma. À medida que limpava a baba de Alberto, o acompanhante terapêutico lhe fornecia as primeiras marcas de alguma borda, de alguma delimitação, o esboço de uma finitude. Enquanto o acompanhante terapêutico fazia este gesto que circunscrevia para Alberto a boca dele, desenhando ao mesmo tempo um fechamento e uma abertura que poderiam também constituir o início de um Si-mesmo de Alberto, o acompanhante terapêutico passou a descrever para Alberto, a situação em que ele se via igualmente lançado. Em seu ato, o acompanhante terapêutico falava de seu gesto, contava que ele estava limpando-lhe a boca, porque mais uma vez ela começara a verter; aquela boca ali inerte e infinita o incomodava, e ele se sentia corporalmente convocado; limpava-lhe a boca pensando que Alberto poderia cuidar do que lhe ia por dentro; poderia... mas já que Alberto deixava escorrer o de dentro dele – um Dentro que o acompanhante terapêutico supunha existir –, o acompanhante terapêutico podia secar-lhe a baba, contornando-lhe uma boca.

Assim, falando o que falava, o acompanhante terapêutico podia, além de reconhecer as sensações que Alberto lhe causava, reconhecer também que Alberto trabalhava a realidade psíquica do acompanhante terapêutico, no próprio corpo do acompanhante terapêutico. Ao falar, o acompanhante terapêutico fazia de Alberto a testemunha de seu trabalho interno: o acompanhante terapêutico mostrava o reconhecimento de uma angústia de aniquilamento, a sensação de uma impotência e a necessidade de uma reconstrução, de assegurar um continente, para daí poder se relacionar com o mundo dos objetos que não são o indivíduo. Esta situação toda e este gesto se repetiram mais umas duas vezes, até que o próprio Alberto começou a perceber o momento em que seu contorno começava a se dissolver. Com um lenço, o próprio Alberto começou a cuidar da própria baba, mostrando que percebera, talvez até entendera, alguma coisa da propriedade daquilo tudo. O salto pode ser enorme, mas penso que o nexo não se perderia em direção à magia se conectasse esta situação com o que se passou dois meses depois desse episódio: uma bola que sempre estivera encostada por ali, meio escondia, foi lembrada por Alberto. Ele mostrou a bola para o acompanhante terapêutico, deslocando o campo de jogo desse acompanhamento terapêutico que então se transferiu do corpo de Alberto para o espaço do quintal da casa. Após dois meses, o acompanhante terapêutico observou que coexistiam, juntos em Alberto, o corpo ausentado e este outro corpo, inesperadamente organizado, um corpo que jogava bola, e que surpreendentemente ágil, pulava o muro do vizinho.

Se insistimos nesta cena excessivamente escatológica do acompanhado babando – rogamos perdão – isso se deve à oportunidade de poder afirmar que por causa da experiência transferencial, que supõe esta disposição extrema, mesmo quando cuidamos da baba que escorre do acompanhado, e é todo nosso corpo de acompanhante terapêutico que realiza tal cuidado, construímos um sentido para esta baba que escorre; e que, por causa da experiência transferencial, em nenhum momento ao limpar a baba nos tornamos babá do paciente. Não ser babá quer dizer que durante todo o tempo desta atividade em que os corpos permanecem em contato, em nenhum momento o acompanhante terapêutico deseja constituir algo além de um sentido que diz respeito a Alberto, ou seja, um sentido-boca, um lugar para aquela voragem.

Nestas circunstâncias, tanto a situação analítica quanto o acompanhamento terapêutico, e para além das diferenças de perspectiva do que se passa na transferência, podem se constituir como lugares fundamentais para dar passagem ao Surgimento. O que precisamos explorar mais extensamente são as potências diversas que cada uma dessas clínicas possui para lidar com esse regime de dar parto ao corpo, e dar corpo às palavras. E aqui, o pensamento da psicanálise é, com certeza, uma conexão plena de sentidos que alimentam os entendimentos e as decisões da intervenção do acompanhante terapêutico.

Como armamos um acompanhamento terapêutico

Os tratamentos das psicoses começaram a se transformar cerca de um século depois da definição estabelecida pela psicopatologia clássica, no final do século XIX. A psicanálise é um dos marcos desta transformação, ainda que a princípio Sigmund Freud (1914b) afirmasse que com os psicóticos não é possível estabelecer uma neurose de transferência e, consequentemente, um tratamento analítico. Nos anos 1930, diversos analistas – destacadamente Melanie Klein e Jacques Lacan – já constatavam a insuficiência desta afirmação freudiana e, com novas contribuições teórico-clínicas, levaram adiante o movimento de transformação. O acompanhamento terapêutico é também um dos momentos – talvez o mais recente – destas transformações.

Como acontece o acompanhamento terapêutico?

O texto deste capítulo, com pequenas modificações, foi publicado em 1997 na revista Percurso[1] *e também compôs parte das aulas do "Curso de Introdução ao Acompanhamento Terapêutico", que tem ocorrido semestralmente desde 1995, sempre sob a coordenação de Regina Célia Chu Cavalcanti, Iso Alberto Ghertman e do autor, em São Paulo.*

O texto escrito em primeira pessoa é um relato de caso no sentido clássico: os nomes são fictícios e tudo o que pudesse identificar o acompanhado ou seus parentes foi omitido. Aqui, o relato de caso pretende funcionar como uma ilustração a fim de oferecer uma ideia abrangente do fazer dos acompanhantes terapêuticos. Mas suas entrelinhas querem, também, deixar passar outra ilustração, a saber, a do trabalho clínico do acompanhante terapêutico.

Alguns chamariam esta dimensão, lato sensu, *de contratransferência. Preferimos dizer que se trata de entender qual é a matéria de*

[1] PORTO, M. Quarto-Mundo. Percurso, ano IX, n. 18, pp. 51-58, 1997b.

pensamento do acompanhante terapêutico, qual é o material que o toca e com o qual ele trabalha seu próprio pensamento a fim de escolher sua ação, interpretativa ou interventiva.

Certa manhã de sábado, o telefone tocou a meu lado. Era um terapeuta me fazendo um pedido para que eu fosse ver Armando, seu paciente. Seria melhor que eu fosse logo, naquele mesmo dia.

Armando estava se tratando há alguns poucos meses no Hospital-Dia,[2] o dia todo, de segunda a sexta-feira. Ele morava apenas com a mãe na residência que já pertencera à família toda. Em uma noite da semana anterior tivera uma grave crise. Naquele dia, desde que chegara à sua casa, no final da tarde, tendo terminado seu dia de tratamento, ele permanecera agitado, confuso, discutindo com a mãe. A confusão entre Armando e a mãe fora aumentando gradualmente, transformando-se em um terremoto que invadiu a madrugada, sem que nenhum dos dois pudesse dormir. De início, Armando discutira até se recolher em seu quarto. Lá, deitou-se e só rolou na cama. Fumou muito no seu quarto e, depois, na sala. Foi até o quarto da mãe, brigou, bateu a porta com força, deu voltas pela casa, mas finalmente acabou se deitando na cama dela, excitado e revolto. Expulso do quarto da mãe, voltou ainda outra vez (por que ela não trancou a porta do quarto?), mais discussões, mais excitações, mais confusões, e Armando saiu correndo pelas ruas da vizinhança, nu e berrando, mergulhando na madrugada, até ser recolhido pelos guardas-noturnos de plantão.

As ruas do bairro foram, para Armando, o recurso desesperado para não ir assediar sexualmente a mãe no quarto dela, em um misto de amor e violência. Correndo, Armando, ao mesmo tempo que escapava do tremor que parecia rasgar todo o chão a seus pés, também afundava na infinita indiferença, sem roupas, sem endereços, só gritos, enlouquecendo.

Na semana que se seguiu a este episódio, as irmãs além de um dos cunhados de Armando, mudaram-se para a casa da mãe,

2. Trata-se do Instituto A Casa, em São Paulo, SP.

tentando evitar os mal-entendidos que mãe e filho criavam com rapidez e facilidade naqueles tempos. Se conseguissem brigar, sem se destruírem, poderiam até se recuperar do esfacelamento; mas as discussões continuaram, agora entre todos, com ameaças de agressão. O receio de outra explosão era enorme, e ninguém suportava o crescente desgaste causado por toda esta situação. Um acompanhamento terapêutico seria um recurso a mais, talvez o derradeiro, antes da internação psiquiátrica. O acompanhamento terapêutico, no fim de semana, quebraria a união mortífera que Armando e sua mãe estabeleciam depois de passarem horas juntos. Minha simples ida à casa de Armando poderia interromper o circuito que conduzia mãe e filho diretamente ao abismo caótico. Além disso, se Armando e eu fizéssemos um vínculo, ele teria momentos no fim de semana nos quais estaria envolvido com outras coisas que não a ameaça de diluição no materno.

Como disse antes, o telefone tocou a meu lado no sábado de manhã, e naquele sábado mesmo fui à casa de Armando e Vanda. Apertei a campainha. Veio me receber uma senhora loira, excessivamente maquiada, o que lhe dava um ar antiquado e artificial. Soube, não sei como, que ela era a mãe de Armando. Eles haviam sido avisados pelo terapeuta de Armando de que eu iria à casa deles, às 14 horas. Muito aflita, esfregando as mãos trêmulas, aquela senhora abriu o portão de sua casa para mim e logo me disse: "O Armando está lá dentro, sentado na sala. Ele está muito nervoso hoje". Havia uma espécie de envergonhamento em sua fala. O nervosismo dele, o nervosismo dela, senti um leve tremor percorrer o meu corpo. Percebi que a expectativa cresceu dentro de mim.

Entrei na casa. Escura. Atravessei o *hall* de entrada. A mãe ficara pelo caminho, eu estava sozinho. Segui adiante. À direita, vi a sala de refeições, nesta hora já arrumada do almoço que parecia ter ocorrido há pouco. À esquerda, um corredor e uma escada levavam para o piso superior. Nesta escada, as paredes eram brancas e percebi que estavam pichadas com frases que não consegui ler. Mas as inscrições eram vermelhas e aquela tinta, escorrida, causou-me uma forte impressão. "É uma casa de loucos", eu pensei. Tudo em silêncio. Talvez não tivesse passado ainda o primeiro minuto e eu já estava muito tenso. Segui em frente, rumo à sala de visitas, que conservava as janelas todas fechadas, era mais escura que a casa e, abafada, cheirava a cigarro.

Cheguei à sala e intui Armando na escuridão. Daí tudo aconteceu ao mesmo tempo, em uma fração de segundo. Pisei em alguma coisa que fez barulho sob meus pés, vidrilhos de algo que se quebrara. Armando disse um olá e que agora estava mais calmo. A voz da mãe veio de algum lugar mais distante, uma voz sem mãe, falando que ele acabara de quebrar... Eu enxerguei a televisão caída em um canto, e vinha daquele caixote um mar de caquinhos do tubo catódico espatifado, abrindo-se progressivamente em minha direção, em forma de cone. Eu julguei escutar o barulho – *pow!* – daquilo que acabara de ocorrer.

Naquela altura, eu já tremia por dentro. Novamente, como há uma semana, Armando se arrebentara, dispersando-se, engolido pelas ondas do Absoluto. Mais uma vez, tudo pesara profundamente nele. Já me acostumara à penumbra, mas estava tomado pelo medo. Eu ainda conseguia me perguntar se não seria para mim que Armando mostrava toda aquela explosão, eu que entrava pela primeira vez em sua casa. Mas uma espécie de claustrofobia começou a apertar minha garganta, interrompendo qualquer pensamento. Em uma mistura de intuição e reflexão, pensei, no segundo seguinte, que aqueles dois estavam novamente em apuros. Aquele ambiente estava insuportável de tão pesado; Vanda mais trêmula do que eu; Armando dizendo que agora estava mais calmo, sentado, fumando, com o olhar perdido como se assistisse a uma televisão que não existia mais. Propus àquele desconhecido, meu possível cliente, que saíssemos para caminhar pelas alamedas do bairro em que ele morava. Ele aceitou. Tudo o que eu imaginava era deslocamento e um pouco de ar para podermos conversar...

Caminhamos durante algumas horas pelas ruas da bucólica Vila Nova Conceição. Era uma tarde de outono. Armando falou pouco de si, falou mais da bruxa que era sua mãe e, principalmente, daquilo que acabara de acontecer em sua casa. Eu apenas escutava, e quando falava era para entender um pouco melhor o que ele estava querendo me dizer. Quase não guardei as palavras ou o teor da conversa. Lembro-me da angústia petrificada de Armando depositando-se em meu corpo, de sua eletricidade, do peso e do cansaço pela longa jornada, dos desenhos nas alamedas feitos pelas sombras das árvores muito verdes, da passagem das nuvens no céu azul, da variação das cores do entardecer. Ali, apenas pisávamos o terreno, experimentando a tensão e a resistência do solo, como se caminhássemos, pela primeira vez, sobre uma cama elástica circense.

Voltei no dia seguinte. Continuamos conversando e entrecortando silêncios, durante longas quatro horas, um pouco na casa dele, outro tanto pelas ruas de seu bairro. Ao final da tarde, quando retornamos para sua casa, combinei com Armando e com sua mãe que eu iria lá no começo da tarde dos fins de semana, sábado e domingo. Nestas saídas de fim de semana estaria disponível para Armando e, secundariamente, para o que a mãe precisasse. Ela me pagaria um valor relativo às horas que saíssemos durante o mês, cinco horas no sábado e cinco horas no domingo. Somente após o final deste fim de semana intenso e árduo, eu percebi que havíamos buscado nas vias públicas, da mesma maneira como Armando fizera na noite da crise, o espaço paradoxal onde ele poderia recuperar a mobilidade e a pessoalidade perdidas.

Por uns meses repetimos este mesmo tipo de saída indo de lá para cá. Enquanto circulávamos pelas ruas da cidade, tecia-se a mesma ligação invisível que também solda a situação analítica, aquilo a que podemos chamar de "transferência". Aos poucos montávamos nossa intimidade, e Armando constituía-me como o interlocutor de sua utopia. Logo de início, eu passava por uma espécie de prova, a "prova do estranho", como diz Holderlin. Dois meses antes, ele tivera uma experiência com outro acompanhante terapêutico, curta e pouco feliz. Dizia-me que o outro acompanhante tivera medo dele, ficara confuso e atrapalhado, confundindo-o na sequência. Pareceu-me que o outro acompanhante se intimidara com o que era mesmo amedrontador em

Armando. Seus olhos vidrados e esbugalhados, sua risada delirante, seu ar extremamente perturbado, a perenidade dos cigarros, os dentes e os dedos amarelados, o corpo pesado, suando o enclausuramento louco, toda esta figura da ameaça, poderia ser, descobri ao longo dos meses, doce e divertida.

    Armando não facilitou nem um pouco minha chegada. Estava cheio de receios, ansioso para se certificar de que estabeleceríamos uma relação diferente da que tinha com sua mãe e da que tivera com o outro acompanhante terapêutico. Nas conversas travadas pelas alamedas de seu bairro, nos diversos parques da cidade ou nos percursos dentro do carro, que ele dirigia assim que saiu um pouco de sua sideração, eu o acompanhava em seu desconhecido mundo, como um viajante em terra estrangeira. Armando gostava de sair, poucas vezes queria ficar em casa. Íamos ao cinema, por exemplo, embora nem sempre ele resistisse até o final da sessão. Às vezes, saía para o *hall* e fumava; quando eu não tinha certeza de que ele voltaria, eu ia junto, outras vezes julgava melhor esperá-lo voltar sozinho; às vezes, mesmo depois do cigarro fumado para aguentar o filme mais um tanto, precisávamos ir embora bem antes do final. Quando isto acontecia, eu invariavelmente tentava saber o que no filme o fizera desistir. Uma das dimensões da saída era pensá-la como um sonho. Cada episódio era, como um sonho, oportunidade para convidar Armando para falar, "associar livremente", e assim nos aproximarmos de seu mundo interno; e como qualquer sonho, às vezes isso era esquecido e não se falava mais nisso.

    Foram muitas horas juntos nos finais de semana, passeando por São Paulo, inventando programas, conversando ou em silêncio, fazendo coisas. A confiança no vínculo comigo ganhou densidade. Penso que o mais importante em todo este início do acompanhamento terapêutico foi eu ter sobrevivido aos diversos estados em que ele se apresentava quando nos encontrávamos. Essa capacidade de sobreviver, além do cuidado que ele também pode ter para não me destruir logo no início do acompanhamento terapêutico, permitiu uma continuidade que incluiu inclusive os momentos de quebra. Esta experiência foi o alicerce de nossa relação.

Nas saídas, Armando me falou de sua infância, da história de sua família, de seus pais, da separação deles, da morte de seu pai, da paixão pela irmã, dos sobrinhos. Muitas de nossas saídas consistiram em revisitar os lugares onde vivera vários destes fatos de sua vida. Estar de volta aos lugares funcionava também como um sonho: acionava recordações, associações e, às vezes, *insights*. Ouvi Armando discorrer sobre *pop stars*, conheci os discos de sua coleção, aprendi muita coisa sobre *rock and roll*, soube de suas sessões de levitação, debati sua teoria que desaconselhava qualquer tipo de tratamento psicológico em favor do uso medicinal da maconha. Encontrei-o nos mais diversos estados, do desagregado ao absolutamente lúcido, do melancólico ao eufórico, do apaixonado ao assexuado. Algumas vezes, seus delírios tornavam qualquer proposta de passeio um giro insosso que reduzia seu corpo a uma dimensão medíocre. Em vários momentos ele estava confuso, misturando realidade e imaginação, inventando um mundo que era só dele. Eu tentava caber nele, encontrar alguma brecha para existir dentro de toda estranheza daquelas construções solitárias. Muitíssimas vezes seguimos conversando sobre as confusões que ele ainda tinha com sua mãe, e a mãe com ele. O trabalho do acompanhamento terapêutico surtia certo efeito, pois tais confusões nunca mais chegaram aos níveis daquela noite crítica em que ele fez a crise; porém, nem por isso Armando deixara de entrar em conflitos com a mãe, no meio de todas aquelas horas da noite e da madrugada que misturavam os dois, sozinhos, dentro de casa.

Nesta época, no grupo de acompanhantes terapêuticos ao qual pertencia, eu seguia o trabalho de um colega que morava com um paciente psicótico. A experiência deste outro acompanhamento terapêutico fertilizou a ideia de que Armando poderia morar sozinho em um apartamento.[3] A organização concreta de um apartamento colocou para Armando tarefas que intensificaram o processo de "desfundir-se" da figura-mãe.

Então, dois anos depois do início do tratamento, estruturávamos uma importante passagem, na qual eu funcionei como referência para Armando. A primeira coisa que fizemos para disparar esta mudança foi constituir uma equipe de acompanhantes terapêuticos. Três outras acompanhantes terapêuticas juntaram-se a mim – Eliane, Sandra e Beatriz – e montamos uma pequena equipe que atendia Armando todos os dias da semana, agora no novo apartamento, situado no mesmo bairro em que mora a mãe. Era comigo que ele conversava sobre a entrada das novas pessoas,

---

[3]. Abrimos aqui um longo parêntese para relatar o fragmento da experiência deste outro acompanhante terapêutico, colega com quem eu trabalhava no grupo de acompanhantes terapêuticos, e que influiu na conduta que adotamos com Armando. Este meu colega morava há alguns meses com outro paciente, de origem norte-americana, cuja família morava fora do Brasil, e que se tratava no mesmo hospital dia em que estava Armando. Wilson, meu colega, tinha como uma de suas tarefas acordar Norberto e colocá-lo no ônibus que o levaria até o hospital dia. Mas nas últimas semanas Norberto não acordava, chegava ao hospital dia muito tarde, às vezes sequer ia. Apesar disto, Wilson nos dizia que Norberto estava bem e que não nos preocupássemos. Certa vez, o próprio Wilson não veio à reunião dos acompanhantes terapêuticos, e eu telefonei para ele. Wilson me disse ao telefone: "Ele prefere ficar aqui em casa lendo, no hospital não tem nada de interessante que ele possa fazer. Talvez seja bom que ele fique em casa descansando. Mas ele está bem, ficamos conversando ontem à noite e ele está coerente, não está confuso, tivemos um bom papo".
Na supervisão seguinte do grupo de acompanhantes terapêuticos Wilson queixou-se de problemas para dormir. Também disse que andava impaciente com todo mundo, principalmente com Norberto. Enquanto Wilson falava como era morar com Norberto, pudemos perceber como lhe saía caro colocar limites para Norberto. "Qualquer coisa que eu digo, ele é contra. Parece que ele quer sempre discutir, por qualquer razão. E os argumentos que inventa são tão elaborados, tão longos... Para sair desta situação precisaria ser enérgico, cortar a discussão. Seria preciso que eu colocasse o que penso com tanta força que tenho medo de machucá-lo. Eu não aguento ser este que está maltratando, castrando, este 'fascista', como ele me chama. Ou ser alguém que age como o pai dele age, que é a outra coisa que ele me diz."
No grupo, lembramos que o pai de Norberto, sempre viajante do mundo afora, se tornara totalmente ausente. Então, o pai fascista, de que Norberto acusava o acompanhante terapêutico, era mais um desejo de ter pai, só que representado por Norberto com uma violência proporcional à violência que sofrera da parte do pai ausente. O árduo trabalho interior que Wilson precisava fazer para encontrar um lugar tranquilo de autoridade nesta situação, o fez chorar ali conosco. Ficava claro o peso de dividir o apartamento com aquele rapaz.

seus medos, suas fantasias persecutórias e eróticas, o estilo de cada uma delas. Todo este percurso de sair da casa da mãe se processou simultaneamente com outros terapeutas, em reuniões de família, nos grupos de terapia e no hospital dia. Vanda, a mãe, gostaria de assumir sozinha a montagem do apartamento do filho, mas nós introduzimos a espera, mantivemos o canteiro em obras, para que Armando construísse o seu próprio lugar.

A seguir, transcrevo algumas anotações de minhas saídas com Armando, poucos meses depois de ele estar morando em seu próprio apartamento.

Cheguei às onze horas da manhã. Logo percebi que ele estava confuso, sem saber se falava comigo ou se comia. Estranhei ver a mesa do almoço já posta: seu prato com uma salsicha, uma panela com outras salsichas dentro, uma salada ainda intocada, um copo de vinho. Ingenuamente, perguntei se ele estava almoçando mais cedo naquele dia. Armando me respondeu que havia deixado tudo aquilo ali desde a noite anterior, quando tentara jantar. Já quando cozinhava as salsichas, elas, lá da panela, começaram a reclamar que a água fervia, que se pelavam e se vingariam dele. Apesar deste primeiro susto, Armando empenhara-se em comê-las. Postas no prato, as salsichas, então, gritaram de dor cada vez que ele as partiu em rodelas. "Ai, socorro!", "Ele está me cortando.", "Não, por favor! Você sabe o que vai fazer comigo?". Largou tudo em cima da mesa. Dormiu mal à noite, sem conseguir parar de pensar nas salsichas torturadas e no próprio impulso assassino. Temia ter lhes feito mal. Esperava ansiosamente minha chegada para poder me falar de toda aquela noite mal-assombrada, e ter, pelo menos, com quem dividir sua angústia.

Eu, em um primeiro momento, escutei-o. Apenas depois imaginei os sentidos para aquela revolta dos alimentos. À medida que Armando decidia jogar a comida no lixo, e enquanto juntos recolhíamos os pratos e arrumávamos as coisas, conversávamos sobre as salsichas. Na verdade, começamos falando dos legumes que sempre apodrecem na geladeira dele. A decomposição gera, espontaneamente, espécies raras na geladeira. Através do apodrecimento dos legumes, Armando executa uma espécie de pesquisa inconsciente, investigando as formas de procriação e de morte. Os legumes, que ele julga sem alma, são puro corpo e, ali, ele vê se desenvolver o ciclo da continuidade biológica, a transformação de um ser em outro. Morre-se? Eis a questão... Na conversa, Armando foi reconhecendo, na transformação dos alimentos, sua investigação sobre o escoamento do tempo, sua pergunta irrespondível sobre a morte. Acalmou-se e pôde, então, sentir que voltava a habitar sua casa sem se sentir invadido dentro dela.

Mas o exercício de reconstruir seu próprio lugar sofreu um abalo quando chegamos às salsichas. As salsichas, que até então pareciam ser partes de corpos em repouso na geladeira, não seguiram a rota da decomposição-recomposição. Em vez disto, elas ganharam voz e dialogaram com Armando. A conversa foi nos remetendo a outra questão, agora em torno da linguagem: a articulação entre coisa e palavra, a mistura entre, de um lado, a profundidade dos corpos, e de outro lado, a película infinita da linguagem; a incorporação volumosa da matéria e a exalação dos verbos sem espessura.

Quando o alimento quer nos falar de sua metabolização, estamos entre um corpo de vermes e homenzinhos, que mói e excreta, corpos-caixa em que a linguagem afunda e se esfacela, e a palavra anterior a todo código, a palavra remetida à indeterminação originária dos sons, "língua fundamental". Quando tentamos comer o alimento que nos fala, estamos indo mergulhar no abismo e, ao mesmo tempo, estamos próximos do canto primitivo das coisas, na dimensão pulsional da palavra, na qual a boca emite um som que deixa de ser barulho do corpo-que-come para se tornar a voz de um sujeito que produz sentido.

Enfim, acho que ele levará uns bons meses para cozinhar salsichas novamente...

Havíamos combinado de ir ao Guarujá, mas choveu muito e adiamos o passeio. Almoçamos e fomos ao Centro Cultural escutar discos. Ele paquera a garota do balcão para quem pedimos os discos, espera ela voltar com o olhar já apaixonado e se assusta quando quem vem nos entregar os discos e os fones de ouvido é uma mulher bem mais velha. "Você viu aquela bruxa?", ele diz. Tenho certeza de que ele fala para mim de uma só mulher, que foi lá dentro lindamente garota e quando retornou, reapareceu transformada em uma velha má. Apesar do susto, que teria bastado para que ele quisesse ir embora, escutamos Tchaikovsky. Armando se assusta ainda mais, sua frio. Impossível ficar, saímos rapidamente. Ainda tento mostrar umas revistas na biblioteca, mas ele só deixa de fugir quando alcança a calçada lá fora. Então, conversa comigo. Diz que se sentiu dentro do piano de Tchaikovsky, preso, escuro, e o som passando do ouvido direito para o esquerdo. Desesperado, não podia mais sair do interior daquele caixote preto.

Novamente, esta voz que pode variar sem coordenação, do grave da mãe ao agudo da menina, do baixo ao alto, ainda sem dispor de ordenações mínimas, pode tanto ser a reserva dos múltiplos sentidos por vir, como também pode decair no abismo do puro som: estalos, rangidos, marteladas, ruídos que passam de um ouvido para o outro, dentro do corpo descerebrado, sem interior, cloaca universal onde tudo em nós se origina.

A pedido dele, saímos à noite. Fomos ao Sesc Pompeia. Ele ficou calado a maior parte do tempo. Circulamos lado a lado, em silêncio quase absoluto. Suponho que alucinasse muito. Entretanto, o clima entre nós é agradável. Armando está ligado, observa muito os casais que passam por nós ou que estão sentados à distância. Armando fala quase nada, eu também não insisto.

Desta vez passeamos por hora: saímos de carro, Armando dirigia meio desorientado, sem saber direito como chegar aos lugares. Ele come uns quindins na doceira portuguesa de sempre, fomos ao Ibirapuera e escutávamos um grupo tocar música, até eles começarem com um "Jesus vem salvar...". Armando arregalou seus olhos de sapo, como se o diabo se materializasse ali na grama do parque, e quis ir embora imediatamente. No caminho para o Masp, diz que limpou o fogão com Eliane e conta a saída legal que começou a fazer com o outro, Maurício, o novo acompanhante terapêutico da equipe. Desenharam juntos em casa. Antes de voltarmos ao apartamento, fizemos as compras no supermercado e compramos Haldol® na farmácia. Sua casa está bem acolhedora.

Como nestes últimos dias todos, o apartamento continua bem sujo. O clima inicial é de proximidade, a saída é de poucas palavras. Fomos almoçar no shopping. À mesa, Armando parece menos deprimido, continua alucinando, rindo sozinho, pensando seus pensamentos secretos. Ele me diz que aquelas crianças alegres e agitadas à nossa volta percebem tudo o que está acontecendo, e se comunicam com ele. Eu pergunto por que ele ri tanto, e ele me diz que ri das mulheres no restaurante, pois, naquele instante, mete com elas. Quando Armando está assim, pequenas coisas podem significar uma ameaça da qual ele se defenderá agressivamente. Tudo é explosivo. Cúmplice de todas as crianças, metendo e sendo metido pelas mulheres, Armando parece pertencer a um estado primitivo, em que seu corpo é a oficina de proliferação do exterior, e o mundo exterior é o organismo onde se produzem suas sensações de corporeidade. Parece que ele se "externaliza" em relação ao próprio corpo, investe o mundo com as sensações, e se articula como produto destas sensações do mundo fabricando, assim, seu interior.

Ele está sem dinheiro, eu pago a conta cujo valor depois ele me restituirá. Andamos um pouco pelo shopping. Falamos em ir ao Ibirapuera, mas logo ele desiste. Armando reclama por não ter saído com as acompanhantes, Eliane e Beatriz, que estão de férias. Sente-se abandonado, com razão. Eu digo que desta vez ele procurou as pessoas do hospital dia e nos procurou, diferente de outras vezes em que se isolava, trancando-se no quarto.

Armando pediu um tempo para descansar, e entrou para o quarto. Eu permaneço na sala. Mas ele logo está de volta e saímos para tomar um suco. Fomos calmamente até o *campus* da USP, tomar uma Coca-Cola. Hoje Armando não se sentia tão agredido com minhas perguntas. Ao falar de outro paciente, Alexandre, ele diz que nós três temos a mesma mãe que não quer deixar o filho nascer. Eu gostei ao ter sido incluído na história dele, experimentei uma sensação de grande intimidade. Mais uma vez, ele conta que a vizinha – para quem ele empresta açúcar e a quem ele chama de "menina veneno" – entrou no quarto dele. Outro delírio, pelo menos eu acho que é... "É uma puta, controladora e invasiva", ele me diz.

Surpresa! Armando tinha convidado Lauro, outro paciente do hospital dia, para que saíssemos juntos. Ele tinha pensado em irmos ao Embu, mas Lauro tinha medo de pegar estrada, "o carro vai muito rápido", e o programa gorou. Armando portou-se como um anfitrião, suportando a verborragia de Lauro, cheia de "não posso ser perdulário, não é, Armando?", "devo acreditar em tudo que minha mãe diz, não é, Armando?". Eu tentava quebrar o monólogo, Armando escutava Lauro passivamente. A certa altura, Lauro quis que Armando o levasse, ou levasse a mim também, de qualquer modo, naquele instante, até uma casa de massagens, embora ele próprio duvidasse um pouco do prazer que obteria diante do gasto astronômico ("Tantos reais, em quinze minutos, é muito caro, não é, Armando?"). Lauro queria ir naquela hora! Armando, então, respondeu-lhe, peremptório: "Primeiro, não tenho gasolina; em segundo lugar, não iremos!". Fiquei aliviado com a convicção de Armando, pois não estou certo se eu teria a mesma firmeza.

Sábado. Ficamos a maior parte do tempo no apartamento. Armando não quis ir ao parque nem ao museu, apesar de meus convites. Passamos aspirador no carpete. Nada como uma boa aspirada, das que sacodem a poeira, para insuflar um corpo desmaiado! Ele falou de irmos ao bar da esquina para uma cerveja. Ao sairmos do bar, ele me abraça e diz: "Ah! Beatriz, meu amor", e eu brinco: "Ôpa!". Armando, rindo, diz: "Agora eu pirei". Logo ele... Respondo que não sou a Beatriz, mas que podemos treinar um pouco. Foi engraçado. Em seguida, ele se lembra de uma poesia feita no ano passado, sobre o corpo e a cabeça; diz que é muito cabeça e precisa ser mais coração. Chegando ao apartamento, procura a poesia e relê. Percebo se tratar da difícil articulação entre coração e cabeça, entre afeto e dizer. Escutamos música.

Armando está disperso, fala passando rapidamente de um tema para outro. Fala da falta que Sandra lhe faz, da vontade de se aproximar da outra Sandra, paciente. "Beatriz, ah! Beatriz gosta de música antiga, é muito distante". Diz que se masturba vendo Beatriz e pensando em Sandra. Conta-me um sonho em que está ali em seu quarto, que no sonho é o quarto de seu pai já morto. A mãe também está presente, bem difusa, e as irmãs ficam por ali, mas não o notam ou atravessam pelo meio dele. Ele tenta ir para a cama do pai, mas o pai não deixa. Ele vê Sandra passar e entrar no quarto ao lado. Vai atrás dela, dá-lhe uma encoxada e passa a mão na xoxota dela. "Acordei de pau duro", diz para mim.

Aparentemente tão natural, a cabeça conectada ao corpo não é algo óbvio. O volume do próprio corpo é resultado de uma fabricação. Aqui, Armando experimenta seu corpo sexualmente potente, assediando outro corpo que não atravessa seu corpo fazendo buraco nele; ao mesmo tempo, também não é invadido por uma profusão de entidades que preencheriam o espaço de um corpo de mulher que ele, às vezes, diz ter. Não é casual que, no sonho, o pai ressuscite para fechar-lhe a porta, livrando-o da voragem do Aberto ilimitado que o engole. Então, pensando que ele experimenta uma língua dos órgãos, que ele tenta criar uma natureza para si, um quarto para si, um corpo que aborda outro corpo, dou um jeito de lhe dizer que o pai não queria o pau dele.

A equipe de acompanhantes terapêuticos se manteve ao lado de Armando enquanto ele construía seu lugar. Facilitávamos a presença da mãe, evitando as entradas invasivas, se elas aconteciam. Armando gostava destes encontros, quando não havia atropelamentos recíprocos. Nossas interpretações visavam dar suporte para que ele experimentasse um modo de vida, já que até mesmo as mais cotidianas experiências muitas vezes causavam pânico. Juntos, lidávamos com situações aparentemente simples, por exemplo, comprar os mantimentos da semana no supermercado, levar roupas para a lavanderia, localizar na vizinhança o pássaro ferreiro que lhe perturbava o sono, convidar amigos para uma reunião, limpar o apartamento, falar sobre a garota do apartamento ao lado que sempre queria alguma coisa dele, dissolver fantasmas que surgiam, distensionar relações com o pessoal do prédio. Muitas vezes, ele fazia tudo isto por si mesmo, reservando para nós, por exemplo, comprar discos ou sair pela cidade fotografando paisagens, árvores, copas de árvores, folhinhas de um ramo. Através do cotidiano, psicanalisávamos os afetos e suas misturas, escutávamos os engessamentos, as repetições e as diferenciações, facilitávamos o fluxo, atentos às transformações operadas pela força do tempo e do desejo em elaboração.

Meses depois de ter se processado a saída da casa materna, Armando, mais seguro, foi procurar um curso de fotografia. Precisava de nossa presença para encontrar um lugar, fazer o contato e a matrícula, para se ambientar entre as pessoas, para realizar as tarefas do curso. Aos poucos, foi ficando mais à vontade e cada vez mais se aventurava por si mesmo. Certo dia, cheguei ao seu apartamento e vi, ainda da sala, a cozinha e a área de serviço (que eram juntas) toda escura, papelão preto nas janelas, uma bacia sobre a máquina de lavar roupas, e fiquei assustado. Pensei: "Será que ele está se trancando para não ser invadido por mais um perigo que sempre está a rondar seus pensamentos? Ele estava tão bem nestas últimas semanas... E para piorar", segui pensando, "desta vez ele nem falou de seus temores, já colocou logo a cartolina preta na janela... Seus monstros devem estar já bem encorpados diante dele, ou dentro dele". Pensava nestas coisas, quando ele me contou que, com os outros acompanhantes terapêuticos, começara a montar um laboratório fotográfico na área de serviço. Aliviado, liberto de meus pensamentos sinistros, fomos ver o ampliador que ele comprara e as fotos na bacia, reveladas na noite anterior.

Este processo seguiu por cerca de dois anos, até que Armando começasse a falar em diminuir o número de acompanhamentos durante a semana. Há meses voltáramos a fazer saídas apenas nos finais de semana, duas horas por dia, eu em um dia, e outro acompanhante terapêutico no dia seguinte. Embora achássemos que Armando devesse manter estes encontros, ele continuou reclamando uma diminuição ainda maior. Durante certo tempo, não mudamos este contrato. Armando foi ficando cada vez mais irritado.

A certa altura, a tensão que se criou entre Armando e dois acompanhantes terapêuticos lembrava vagamente a atmosfera de quando acontecera sua primeira crise, que culminou na corrida pelas ruas. Neste instante, percebemos que, com todo o tratamento, esta corrida pelas ruas se desdobrara, posteriormente, na saída da casa da mãe para ir morar fora. Ao longo de todo este processo, orientamos nossas intervenções de acordo com a hipótese de que havia uma ligação de indiscriminação recíproca entre Armando e sua mãe. Tratou-se, então, de constituir tal discriminação para que dois sujeitos separados passassem a existir. Isso se realizou tanto por meio de interpretações dos sintomas intrapsíquicos e de resignificações das marcas traumáticas vividas nas conflitivas familiares, fruto de muitas conversas e entendimentos, quanto por viver de maneira não familiar, com os indivíduos outros que foram os acompanhantes terapêuticos, as diversas experiências, trazidas pelo cotidiano mais comum, de habitar singularmente o mundo.

Quando compreendemos isto, soubemos que Armando demandava o término do acompanhamento terapêutico. Ele reivindicava experimentar viver sua vida sem acompanhantes terapêuticos. Nós é que estávamos atrasados no processo de separação que já se anunciava nas reivindicações de Armando.

Haviam-se passado quatro anos.

Da arte íngreme de furar paredes

O acompanhamento terapêutico é particularmente notável no que diz respeito aos efeitos de abertura produzidos simultaneamente tanto em uma dimensão exteriorizante – a habitação mais plena do mundo em que o sujeito vive – quanto em uma dimensão interiorizada – o (re)conhecimento do Si e o trabalho elaborativo dos conflitos intrapsíquicos.

Este texto foi apresentado em maio de 2002, em São Paulo, por ocasião do encontro Clínica da Inclusão – Práticas Alternativas nos Hospitais Psiquiátricos, organizado pela ATUA – Rede de Acompanhamento Terapêutico – e realizado na Pontifícia Universidade Católica de São Paulo.

Como o capítulo anterior, este texto é também um relato de caso, os nomes são fictícios e elemento que pudesse identificar o acompanhado ou seus parentes foi omitido. Se, por um lado, pretendemos continuar reunindo elementos que permeiam a prática do acompanhamento terapêutico, por outro, este relato de caso quer aqui explorar a intervenção clínica do acompanhamento terapêutico e alguns de seus desencadeamentos, particularmente na relação com a instituição total de internamento psiquiátrico: o macro-hospital psiquiátrico.

A experiência de um grupo de acompanhantes terapêuticos – que atende usuários de equipamentos de saúde mental da rede pública, necessariamente sem cobrar pelo trabalho[1] – iniciou-se com atendimentos em acompanhamento terapêutico destinados a pacientes de um tradicional macro-hospital psiquiátrico que

---

1. Este grupo – desde 1999 até hoje – reúne acompanhantes terapêuticos que realizam atendimentos voluntários a usuários dos serviços de saúde mental, sendo acompanhados, por sua vez, em supervisão semanal por Regina Célia Chu Cavalcanti, Iso Alberto Ghertman e pelo autor. Desdobrou-se posteriormente em uma ONG, a ATUA – Rede de Acompanhamento Terapêutico, que funcionou de 2001 a 2008 em São Paulo.

mantinha cerca de quatrocentos pacientes internados pelo Sistema Único de Saúde (SUS). Esta experiência inicial permitiu pensar uma intervenção realizada com pacientes "vítimas" do período da unanimidade manicomial da psiquiatria em que se considerou benéfica a internação total de longa duração em hospitais psiquiátricos.

O acompanhamento terapêutico aqui relatado[2] tratou um senhor já velhinho, magrinho, baixinho, com leves traços lusitanos, muito cordato, exalando aquela atmosfera lentificada que pesa nos hospitais psiquiátricos. Um ar que aparentemente pareceu ser de calma, mas que na verdade revelou ser pura consequência do embotamento já entranhado nos muros grossos do edifício e nas peles escamadas dos pacientes. Este senhor está internado, de acordo com registros dos prontuários, há cerca de onze anos. Vive esquecido, pelas beiras do hospital, como a maioria daqueles pacientes que quase não dão trabalho. Ainda que todos o apreciem, o tratamento mais íntimo que ele recebe não ultrapassa a saudação de algum funcionário, quando este lhe endereça um "oi, vovozinho!".

Embora querido por muitas pessoas no hospital, este paciente é, sobretudo, um desapropriado. Ou, como disse Louis Althusser, paciente habitual de hospitais psiquiátricos na França, é um desaparecido.

Escreveu Althusser (1992), falando de si mesmo, internado:

> Diferentemente de um morto, cujo falecimento põe um ponto final na vida de um indivíduo que é enterrado debaixo da terra de uma sepultura, [...] durante todo o tempo em que está internado, o louco continua, evidentemente, a viver; mas no isolamento e no silêncio do hospício. Sob sua pedra sepulcral, ele é como um morto. Porém, como não está realmente morto, como não se anunciou sua morte, ele se torna lentamente uma espécie de morto-vivo, ou melhor, nem morto nem vivo, não podendo dar sinal de vida. Não podendo, além do mais, expressar-se publicamente do lado de fora, e constituindo de fato, arrisco um termo, na moeda dos saldos sinistros de todas as guerras e de todas as catástrofes do mundo: o saldo dos desaparecidos (p. 29).

2. Agradeço à Carmen Lívia Parise pela oportunidade de compartilhar essa experiência.

Esta benevolência com a desaparição é bastante comum no trato com a loucura, quando ela é "mansa". Neste hospital psiquiátrico, trata-se o vovozinho com benevolência, mas Carmen, a acompanhante terapêutica, logo que inicia seu trabalho, não deixa de reconhecer nesta benevolência uma complacência dedicada àqueles que, ainda não mortos, já estão condenados a não mais ser alguém, a serem olhados como os que já não querem mais nada. "Vô!", "Vovozinho!", "Nóbrega!"... Sim, este senhor é conhecido também como "senhor Nóbrega", de Manuel Nóbrega. Manuel Nóbrega é como o senhor Nóbrega diz se chamar, uma vez que perdeu todos os seus documentos antes de dar entrada no hospital. Atualmente, já não se sabe mais quanto tempo ele levou, dentro do hospital, até ter estabilizado um nome mais definitivo para si: Manuel Nóbrega. Embora pareça ser muito mais velho, ele diz ter 57 anos.

Depois de onze anos de internação no hospital psiquiátrico, sem sair para qualquer coisa a não ser uma consulta médica urgente, alguns profissionais mais sensíveis do hospital indicam o acompanhamento terapêutico para este homem das beiradas, e Carmen dedica-se a ir ver o senhor Manuel uma vez por semana, sem falta, a fim de estar exclusivamente com ele.

Logo de início, a acompanhante terapêutica constata naquele velhinho meigo e pacífico, a expressão completa da passividade. O desejo empedrara: o nome é incerto, a idade, uma incógnita; ninguém sabe de onde vem; nenhuma referência à família; não tem história pessoal; não tem mais qualquer expressão sexual; não demonstra qualquer vontade própria.

Deste silenciamento todo – do desejo, do corpo, do nome e da história –, só uma coisa ainda sobrevive: sua fala entrecortada. O diálogo é geralmente intermitente, mas acontece. Seu discurso é uma reunião esparsa e ininterrupta de nomes próprios – exatamente aquilo que ele não tem muito estável para si mesmo, seu nome. Às vezes, os nomes próprios são introduzidos de surpresa, "Sátiro Dias...", irrompendo no meio de uma fala corriqueira; noutras vezes, acontece de a fala se fazer toda por nomes que se encadeiam uns atrás dos outros, estabelecendo um itinerário maluco que nunca se detém. "Duarte de Azevedo, Leite de Moraes, Olavo Egídio, Manoel de Matos, Algodão, Nabuco de Araújo, Sátiro Dias, Viveiros de Castro, Alfredo Pujol, Corneteiro Jesus."

E há o delírio... Ele diz que sua família é uma poderosa família de coronéis da Bahia, importantes políticos que praticamente mandam no interior do estado. As terras e as fazendas da família são imensas. Da empresa de ônibus, a Real Bahia, ele fora dono. O pai é dono de um empreendimento marítimo, parece que de importação de mercadorias, ou de algum tipo de tráfico suspeito. De qualquer modo, eles ficaram riquíssimos. Os títulos de opulência e de propriedade da família remontam à época de Cabral, de quem ele diz descender. No hospital, quase todo mundo tem algum parentesco com ele. Manuel Nóbrega aponta com o dedo seus primos ali no pátio, podem ser contados aos montes...

Carmen acolhe sem hesitar as formulações malucas de seu Manuel. É desnecessário pôr em questão a veracidade daquilo que ele diz. Na fabulação que seu Manuel desenvolve quando se dirige à Carmen, o que ele ensaia inventar é, sobretudo, a narrativa de seu mundo pessoal, seu existir. A existência que se perdeu em seu Manuel. Isso que rigorosamente chamamos de perda da realidade, seu Manuel só pode reconstituí-la no momento em que encontra alguém que se dispõe a estar com ele, se envolver, se interessar, compartilhar integralmente a reconstrução de uma história. Carmen implica o seu trabalho de acompanhamento terapêutico neste ponto exato.

No início, Carmen suporta e sustenta a fala desatinada de seu Manuel, esta narrativa cheia de nomes próprios, cheia de toda a parentela e cheia de sou dono disso e daquilo. Só depois de muitas semanas de acompanhamento terapêutico, depois de muitas histórias, é que seu Manuel adquire confiança suficiente para sair a passear com Carmen pelas ruas ao redor do hospital psiquiátrico, depois de onze anos de reclusão. Desde a primeira saída, e durante semanas a fio, um aspecto de seu Manuel se destaca: ele se porta como o dono do mundo: se aquela casa que ele aponta na rua não é sua, é de seu primo; se aquele prédio não é dele, é do amigo dele.

Certo dia, a acompanhante terapêutica não resiste e arrisca por à prova a real realidade do que ele diz. Ela provoca: "Então, seu Manuel, já que seu amigo é o dono deste prédio, vamos entrar e procurá-lo!". Seu Manuel não se faz de rogado e se sai com esta: "Hoje não, que meu amigo não está", como que dizendo "Ele foi viajar para Europa". Assim, seu Manuel mantém inatacada a sua realidade em reconstrução – apesar do assédio de Carmen –, ao mesmo tempo que mantém a acompanhante terapêutica junto de si, sem perder o pé de seu processo de construir uma história para si.

Quero ressaltar que a movimentação reinaugurada na vida psíquica de seu Manuel quando Carmen sustenta a fala desatinada dele, ou quando ela provoca a realidade e suporta o real, ou quando propõe vivências de ultrapassar os muros cerrados do hospital psiquiátrico, tudo isto é impulsionado pelo desejo da acompanhante terapêutica de que algo aconteça. Ao que parece, da parte de seu Manuel exclusivamente, ele continuaria silencioso e circunspecto. A acompanhante terapêutica faz tudo isso por meio do manejo que permite sustentar esse desejo que, a princípio, é dela. É um desejo de algo, que começa em Carmen, até criar uma convergência das forças que depois não param de chegar de todos os lados, tanto dela quanto de seu Manuel. É a ligação forte de Carmen com seu Manuel que atrai o conjunto das forças para si, fazendo-as cada vez mais convergentes e, então, propulsoras de outros atravessamentos.

O adensamento das forças chega ao ponto em que basta só mais uma saída, só mais um passo, e no momento seguinte seu Manuel declara o tesão dele por esta mulher que vem se dedicando a ele, seguidamente, há meses. Não repetirei as palavras obscenas e surpreendentes da boca daquele velhinho que já fora manso. Vocês imaginem o mais grosseiro que se pode dizer com "gostosa", "boca" e "boceta". Parece chulo, mas é a expressão do desejo irrompendo na sua forma bruta, como torrente sufocada há muito tempo. E o desejo de seu Manuel não é completamente um desejo por Carmen: é antes a descoberta de que há algo próprio dele que surge na relação com ela. Quando ele escolhe "estazinha", "umazinha" – como ele a chama –, aí, então, ele se delimita e se distingue, tornando-se um pedacinho especialíssimo contornado no diverso. Constitui-se no múltiplo um singular.

Esta delimitação-Carmen, investida por seu Manuel, se intensifica ao máximo quando ele faz a investida de beijá-la. Então, ela não deixa e diz "não", quase brava. Manuel não desiste e diz, agressivamente, que se ele não pode chupar a boca dela, é bom que ela vá embora mesmo, não precisa mais vir vê-lo. Carmen enfrenta a raiva e diz: "Dá raiva, né? Dá raiva não poder me beijar, né? Eu entendo que o senhor esteja se sentindo assim, mas ainda faltam dez minutos para acabar o acompanhamento, e eu vou ficar aqui até acabar, sem beijar". Por algum motivo, Manuel acalma-se e começa a falar da prima que trabalhava com ele na loja de materiais de construção e com que ele tivera um namorico. É a primeira vez que outra mulher aparece na fala do acompanhamento terapêutico, um corpo de mulher e um nome.

Poucas semanas depois, Carmen se dá conta de que no discurso geográfico, cheio de nomes próprios, alguns nomes designam certas ruas do bairro de Santana, na zona norte de São Paulo: Duarte de Azevedo, Alfredo Pujol... Atenta a este fato, investiga com Manuel o que estes nomes significam para ele. Descobre que ele faz referência a endereços de lugares onde viveu quando chegou a São Paulo. Aos poucos e aos pedaços, Manuel conta; e aos poucos se juntam as partes que mostram que, ao chegar a São Paulo, vindo da Bahia, ele foi pedreiro, trabalhou em determinada loja de material de construção, em uma loja de peças de carro e depois na CMTC. Quando surtou, trabalhava como pintor em uma igreja, e foi o padre quem o internou. Sobre Santana, rememora as pensões em que morou, fala dos documentos que ficaram com a dona de uma dessas pensões, dos bares em que bebia até cair, das lojas em que fez alguns bicos... Após um extenso mapeamento, Carmen convida Manuel para fazer saídas em que possam ir até estes lugares que já foram dele.

A viagem à Santana demonstra que Manuel guarda, fragmentados e intactos, pedaços inteiros de sua história. Alguns dos bares em que Manuel já bebera ainda funcionam. As pessoas confirmam tudo que Manuel lembra: na pensão em que ele diz que conheceu o Comanda, o pessoal de lá conta que o Comanda está morando em outro lugar. Mas a pensão da Boca-Torta está fechada, e dizem que a dona teve de fugir às pressas porque o marido estava sendo procurado pela polícia. Os taxistas confirmam que a loja de materiais de construção – aquela em que Manuel flertou com a prima – também existiu ali. Na verdade, após tantos anos, vinte, trinta, quase mais nada está de pé. Mas em cada lugar, pelo qual Manuel e Carmen passam e veem a recordação destruída, sempre há alguém – um guarda, um antigo morador vindo por acaso, os atuais proprietários do lugar – que acrescenta um pedaço de história do qual Manuel não fez parte. Ao retornarem, a sensação é ambivalente: uma alegria pelo reencontro com aquelas ruas e lugares e pela redescoberta de uma memória de si, e ao mesmo tempo, uma tristeza, quase uma desolação, ao constatar que pouca coisa daquele passado se conservara.

A aflição aumenta quando Carmen decide avançar na investigação da história pessoal de Manuel, indo atrás de dados concretos de quem ele é. Sempre com Manuel a seu lado, Carmen contata o setor de recursos humanos de algumas empresas que ele disse ter trabalhado. Telefona para uma firma, encontra as portas fechadas e fracassa. Ao telefonar para a CMTC, ela utiliza todos os estratagemas que conhece até convencer o funcionário a dar uma informação sigilosa a respeito de seus empregados: não havia mais registro de Manuel Nóbrega.

Mas Carmen continua atenta ao discurso de Manuel, interessada naqueles nomes todos, "Tucuruvi, Imirim, Sátiro Dias, Queimadas, Algodão, Alagoinhas". "Tucuruvi?", "Imirim?", parecem bairros de São Paulo, mas são povoados da Bahia. "Onde é Algodão?", "A fazenda da minha família, o lugar onde eu nasci. Enorme. Tudo lá é da minha família", responde Manuel. "Quem é Sátiro Dias?", "É lá!". E novamente Carmen cai no desentendimento. Depois de muitas conversas com ele e com quem ele é, outro mapa se esboça, algum lugar entre Minas Gerais e Bahia. O lugar é diminuto, os mapas precisam ser muito detalhados. Vasculham. É na Bahia.

Manuel acompanha Carmen nos interurbanos para Bahia, atrás de alguém que possa informar onde se localiza a fazenda do Algodão e onde eram registrados os nascimentos ocorridos naquela zona rural. Multiplicam-se as ligações para Salvador e depois para os povoados de Alagoinhas, Tucuruvi, Queimadas. Em cada telefonema aos cartórios, Carmen solicita uma certidão de nascimento em nome de Manuel Nóbrega e dá o endereço do hospital psiquiátrico. A assistente social do hospital também intervém e mexe seus pauzinhos.

São semanas tentando encontrar o cartório em que fora registrado o nascimento de Manuel Nóbrega. Até que, inesperadamente, Carmen chega ao hospital psiquiátrico para atender Manuel e recebe a notícia de que a certidão dele está lá. Ninguém sabe de onde veio, nem porque, nem pela tentativa de quem, mas o correio entregou a certidão de nascimento de Manuel, nascido na fazenda do Algodão, no município de Sátiro Dias. Manuel Nóbrega Cabral. Ele é ele mesmo! Filho de pai desconhecido e de Josefa Nóbrega. Só sua idade não confere: ele não tem 57 anos, como diz, e sim 68 anos. Onze a mais. Ele parou de contar sua idade na época em que foi internado no hospital psiquiátrico.

Feliz e animada, ligando o nome ao lugar, a acompanhante terapêutica telefona para o 102 de Salvador e pede o número do telefone do fórum de Sátiro Dias. Dizem-lhe que no povoado há um único telefone público. Ela não desiste, liga para o único telefone, que fica na praça do povoado, e conta, para a primeira pessoa que atende ao telefone, sua história, ou melhor, a história de Manuel Nóbrega. Assunta com as mulheres que estão ali na praça, fazendo uma espécie de teleconferência em praça pública.

As mulheres decidem chamar o rapaz do fórum. Combinam que Carmen telefonará de novo meia hora mais tarde. Meia hora depois, ela repete a história de Manuel Nóbrega para o rapaz do fórum. Mas ele responde, com aquela típica calmaria dos desesperançados, que não pode fazer nada. Embora queira muito ajudá-la, ele não pode fazer nada! À beira de um ataque de nervos, Carmen reivindica, ou melhor, suplica alguém que possa fazer algo – "Você não conhece um padre, um político, ou qualquer coisa assim?". O rapaz responde que em Sátiro Dias há um só vereador, e que todo mundo o conhece. Ele vai chamá-lo: é o Paulo Nóbrega!

Quase em desmaio, Carmen diz, sôfrega, "Mas você sabe o que quer dizer isto que você está falando?", e quer entrar pelo fio do telefone para alcançar o Paulo Nóbrega naquele instante. Depois soubemos que Paulo é um primo distante de Manuel. Como Paulo Nóbrega comprova, e como o tio que foi prefeito confirma, os parentes são mesmo políticos importantes na região em que moram os Nóbrega e os Cabral. Este Paulo ainda agora participa da articulação política com um ramo distante da família dos Nóbrega.

A certidão de nascimento é a chance de dar existência jurídica para alguém que perdeu o nome próprio, levando junto toda a história. Uma carteira de identidade, obtida depois desta busca toda, é a prova cabal de que ali existe um ser. Carmen e Manuel tiram fotos 3x4 e, na saída seguinte, fazem a carteira de identidade no Poupatempo. Durante estas atividades, Manuel torna-se cada vez mais claro ao falar de sua história. Conta sem hesitar que é filho de Cabral porque seu pai é um português cujo sobrenome é Cabral. Diz a lenda que Cabral, o pai, veio de navio para o Brasil e montou na Bahia uma loja de parafusos. Depois vendeu a loja para uns gringos e passou a viver das prestações recebidas com a venda. Casou-se com Josefa Nóbrega e com ela teve dois filhos, Manuel e Osvaldo. Cabral era responsável por receber a carga de um navio que vinha de Portugal trazendo mercadorias e que, depois de parar na Bahia, seguia em direção ao Paraguai. Chegando ao

Paraguai, o navio voltava pela rota inversa. Viveram os quatro em família, até Cabral conhecer uma portuguesa rica, com quem fugiu e foi morar em Minas Gerais. Deixou Josefa sozinha com os dois filhos. A certidão de nascimento foi registrada pelo próprio Manuel, quando tinha dezenove anos e o pai já os abandonara. No momento do registro, Manuel, ao mesmo tempo que deu seu nome completo, com os sobrenomes do pai e da mãe, declarou que não tinha pai e excluiu o pai da certidão de nascimento.

Este tratamento todo, até obter a carteira de identidade, provocou uma espécie de inveja em diversos pacientes; ou melhor, acionou o direito de cidadania em vários "moradores" do hospital psiquiátrico. A densidade do acontecimento entre Manuel e Carmen impulsionou alguns profissionais do hospital psiquiátrico a pensarem naqueles pacientes que não possuíam qualquer documento, pacientes cuja memória se extraviou, e a quererem fazer carteiras de identidade para eles todos. Sabemos que somente os pacientes psiquiátricos que possuem carteira de identidade podem requisitar o chamado "benefício" – determinado valor mensal pago pelo Governo Federal aos aposentados por invalidez. Isto significa uma pequena fortuna para quem está há anos internado no hospital psiquiátrico sem ver um único parente, um só amigo, para quem quase não tem história, que vive do afago das voluntárias da igreja que visitam o hospital com frequência irregular, como faziam as beatas da Idade Média nas santas casas de misericórdia. Então, por que não garantir este provento mensal que restitui um pouco de dignidade para quem está sujeitado a uma esmola eventual de alguém que, vez por outra, se penaliza com o enorme abandono?

Suspendemos o relato do processo de acompanhamento terapêutico realizado por Carmen e Manuel para colocar a seguinte questão: o que se passa entre a identidade que Manuel fabrica no acompanhamento terapêutico e aquelas que, em seguida, serão distribuídas entre os pacientes do hospital psiquiátrico?

Sabemos que a loucura é estado de dispersão absoluta. Como disse Althusser, é desaparecimento. A loucura é sem Nome.

Quando vai ao Poupatempo e registra seu nome, Manuel, assistido por Carmen, está parindo seu próprio interior, o Si mesmo. Mas este ato de ressurgimento de Manuel não se circunscreve a esta espécie de autoengendramento. Manuel e Carmen, por causa da busca árdua, da expectativa crescente, do esclarecimento, da alegria, sem perceberem, contaminaram os outros ali do hospital psiquiátrico com a sensação de poder sair da pura dispersão. Na confirmação do nome próprio, Manuel funcionou para além de si mesmo, alcançou, atingiu e instalou uma perspectiva para outros pacientes igualmente extraviados de seus nomes.

A ideia de distribuir carteiras de identidade para todos os que também se tornaram anônimos no hospital psiquiátrico é benéfica para todos (o benefício) e pode ser inclusive fundamental (dar fundamento) para alguns. Com uma única particularidade: a de Manuel ser a primeira. Mas se a identidade que ele carrega lhe confirma o nome próprio com a força do inaugural, seu nome não o restringe na privacidade privatizada de sua pessoa. Quando ele se individua, não se torna um indivíduo separado dos outros de seu entorno. Em seu processo de individuação, ele é poroso, ele é no limite de sua individualidade. A carteira de identidade não privatiza Manuel na forma individual de sua individualidade: antes mesmo de Manuel chegar com sua carteira de identidade no bolso, a carteira transborda Manuel e excita o bando de desaparecidos para saírem ao encontro de seus próprios nomes.

Manuel se (re)constitui, assistido por Carmen, ao mesmo tempo sendo si-mesmo e sendo ultrapassado/ultrapassando-se para os outros.

Então, temos dois planos desenvolvendo-se simultaneamente: o plano da individuação de Manuel e o plano que surge à medida que a identidade de Manuel – seu nome – se produz e, em seguida, se expande, atravessando e fraturando a unidade apassivada do bando de desaparecidos. Este segundo plano, de coletivação, aberto pelo ultrapassamento da individuação de Manuel, é o plano dos outros-sem-nome, desde então interpenetrados pela experiência de verem parir o nome próprio.

Aqui, uma primeira questão já se impõe: por ser primeira, estará necessariamente perdida a força inaugural de engendramento do nome próprio que brota do acontecimento-Manuel? Como farão para estarem à altura do acontecimento-Manuel estes outros que vêm logo depois do acontecimento-Manuel? Mas há, ainda, uma segunda problemática, que gira em torno da ideia dos terapeutas promoverem conjuntamente a confecção coletiva de carteiras de identidade para todos seus pacientes. Será uma força fraca, já se destituindo de sentido, a que aciona nos outros-sem-nome um processo tutelado de apropriação? O que significa esta generalização se ela tender a se tornar uma norma que coloca um paciente sem-nome-próprio diante de um documento que lhe devolve o seu rosto irreconhecível?

A generalização desta ideia não é de maneira alguma despropositada, pois uma carteira de identidade pode mitigar a miséria destas "vítimas" do antigo modelo manicomial. Porém, trazer um delegado até o hospital, preencher fichas em massa, ordenar uma fila de digitais sujas de graxa, um amontoado de nomes sendo distribuídos quase a esmo para cada sujeito que passe diante da escrivaninha, e depois, as carteiras de identidade, para todos aqueles desmemoriados... Tudo isso pode não ser mais do que a reprodução fabril de identidades sem sentido.

Esta normalização da identidade, movida sobretudo pela boa vontade simplória, nos colocaria no cumprimento de outra dominação, mais aprimorada: a da indiferenciação realizada por intermédio da distribuição maciça do nome próprio. Assim, reinstituicionalizaríamos uma manicomialização mais sofisticada, que neste caso conduz os outros-sem-nome a se intitularem de um substantivo já muito afastado de qualquer significado pessoal. Neste caso, a normalização opera mais como molde – que modela e alisa – que como modelagem – que requer tanto a ação de inventar quanto o gesto inacabável.

Entre a identidade que o conjunto dos terapeutas imagina distribuir para o conjunto de pacientes e a identidade que Manuel fabrica para si na relação com a acompanhante terapêutica, deparamo-nos com a mesma problemática que se coloca entre molde e modelagem. Portanto, as instituições, inclusive a instituição do acompanhamento terapêutico, precisam ser constantemente acionadas pela arte de cada indivíduo singular que, escapando pelo inédito, é tocado de possível. Trata-se sempre de poder acolher as experiências de singularização no instante em que o indivíduo, ao se inventar a si mesmo e atuar, também se ultrapassa na direção de sua coletivação.

É algo desta dimensão que Carmen testemunhou enquanto acompanhava Manuel-inventor na arte íngreme de furar paredes...

Uma clínica do deslocamento

A *prática do acompanhamento terapêutico tem sido um campo fértil para pensarmos uma clínica que, no âmbito dos tratamentos das psicoses, como já dissemos anteriormente, é a que estaria mais distante das instituições de tratamento, sejam os tradicionais hospitais psiquiátricos, sejam os mais recentes equipamentos de saúde mental – ambulatórios, hospitais dia, centros de atenção psicossocial, residências terapêuticas, oficinas terapêuticas etc. Ao se lançarem e se disporem no exterior destas instituições, os acompanhantes terapêuticos criam a oportunidade de sistematizar uma ampliação da clínica.*

O texto deste capítulo, com algumas modificações, é consequência da apresentação feita em maio de 2001 por ocasião do III Encontro Paulista de Acompanhantes Terapêuticos/I Encontro Nacional de Acompanhantes Terapêuticos, *em São Paulo, organizado pelo* Instituto A Casa *e realizado na Pontifícia Universidade Católica de São Paulo. Posteriormente, ainda em 2001, foi publicado na* Revue Chimères.[1]

Aqui, diferente das apresentações de caso em que consistem os dois capítulos anteriores, este relato de caso é menos relevante do que as referências feitas à clínica do acompanhamento terapêutico. Também escrito em primeira pessoa, o texto pretende discutir alguns aspectos particulares da intervenção no acompanhamento terapêutico. Antecipamos apenas um destes aspectos, aquele decorrente de uma geografia do acompanhamento terapêutico. À medida que se desloca com o acompanhado, a "escuta nômade" do acompanhante terapêutico capta a "fala pedestre" do acompanhado. Um pensamento, um gesto, uma

---

[1] PORTO, M. Une clinique du déplacement. *Revue Chimères*, n. 43, pp. 53-64, 2001.

interpretação ou uma ação do acompanhante terapêutico se constitui a partir desta escuta nômade da fala pedestre – feita no envolvimento com a totalidade dos espaços no interior dos quais ambos se deslocam.

Eu trabalhei como terapeuta em um hospital dia[2] que atende pessoas que passaram por algum tipo de colapso psíquico. No hospital dia, estas pessoas, cotidianamente, vivem seus processos psicóticos e investem seus tratamentos analíticos, participando de diversos grupos terapêuticos e de diversas atividades criativas. Além disto, quinzenalmente, fazem terapia familiar, na qual se metabolizam as narrativas que são particulares a este agrupamento de origem.

Em determinada quinta-feira, eu estava no hospital dia, na reunião de André e sua família. Ali os pais mostravam-me o desânimo que sentiam com o mais velho de seus três filhos, de 22 anos. Os pais de André haviam se casado jovens, sentiram-se imaturos, atormentados por conflitos em relação a suas identidades sexuais, e separaram-se quando o garoto tinha cerca de 12 anos. Algum tempo após a separação, André começou a ter dificuldades na escola, e as dificuldades não diminuíram até eclodir o surto psicótico, aos 16 anos. Dois anos depois, a família procurou o hospital dia. André estava muito regredido. Comportava-se como um autista; ou melhor, como o bebê que fora: ficava deitado por horas, meio dormindo. Desperto, apenas balbuciava. Precisava ser alimentado por alguém. Babava e, às vezes, ficava molhado de urina. À medida que foi saindo deste estado neonatal, André foi produzindo um delírio que, embora variasse, sempre estava referido aos filmes de *Guerra nas Estrelas*, aquela trilogia hollywoodiana de George Lucas, feita para recriar uma ficção da origem e uma mítica da filiação, através da saga do filho que busca entender e vingar o próprio pai, que inexplicavelmente havia se tornado um aliado do Império do Mal e um inimigo da civilização.

Desde o surto aos 16 anos, o mundo de André reduziu-o à psicose, dilacerando profundamente seu cotidiano. Isto tudo exigiu muita dedicação de seus familiares por anos a fio. Todos nós do

---

2. Trata-se do Instituto A Casa, em São Paulo, SP.

hospital dia ficávamos aflitos com os já quatro longos anos de mergulho em delírios. Depois de morar em constante turbulência com a mãe, insistindo nos assédios, e depois de se mudar para a casa do pai, contestando as regras da convivência comum até a insuportabilidade, André viu exaurirem as possibilidades de os pais terem o filho em suas casas. Seu último refúgio foi a casa dos avós, mas lá foi sendo venerado, dia a dia, como o príncipe herdeiro, e foi se transformando mesmo no filho destes avós, o tio de André que, ainda jovem, morrera em um acidente. Então, André teve de encarar o desafio de uma grande mudança e foi morar em um apartamento, passando a dividir a moradia com outros clientes do hospital dia. Os pais de André, de formas diferentes, continuavam preocupados com o filho na nova casa. Muitas vezes, ele se isolava dentro de seu quarto, por dias seguidos, como se ali descansasse protegido o guerreiro galáctico, ou andava sem destino pelas ruas da capital, até de madrugada, cruzando as regiões mais perigosas da cidade, errando como se a metrópole fosse o espaço daquele conflito estelar, em que vencer era sua única saída.

Aqui, não falarei das construções que foram sendo feitas por nós do hospital dia a respeito do lugar de André no universo familiar, nem falarei dos sentidos que brotaram do delírio cinematográfico de André na direção de sua historicização subjetivante. Não mostrarei as ações e os gestos que fizemos para impedir a ruína de um terreno sustentável que André articulou no contexto do hospital dia – todas estas coisas que compõem o tratamento de pessoas que psicotizam. Escolhi falar de uma curta viagem que fiz com André nessa quinta-feira, porque esta viagem se relaciona com o tratamento que pode acontecer nas ruas – isto que chamamos de acompanhamento terapêutico. Essa curta viagem permite pensar como, no acompanhamento terapêutico, toda exterioridade, que envolve o acompanhante terapêutico e o acompanhado, age para constituir a matéria do pensamento e das intervenções em seu trabalho analítico.

Já na reunião familiar daquela quinta-feira, percebi André tão delirante, tão atacado pela paranoia, tão frágil, tão envolvido em lutas contra a cidade, e fiquei tão aflito que propus a ele que me esperasse até o fechamento do hospital dia, quando então eu o levaria em meu carro para sua casa nova. Minha experiência de acompanhante terapêutico era muito oportuna naquela situação. Às cinco da tarde, saímos convictos em direção ao carro. No quinto passo, dei-me conta, de uma só vez, de que aquele era justamente o dia da semana em que não posso sair de casa com meu carro (na falta de políticas públicas e de um planejamento urbano eficaz, todos nós motoristas da cidade de São Paulo deixamos o carro particular em casa uma vez por semana a fim de minorar o trânsito excessivo e a hiperpoluição da megalópole)... De repente, eu estava sem o carro que levaria André para seu apartamento, com aquela pretendida tranquilidade... Agora, qualquer alternativa que surgisse exigiria mais tempo de mim. Um tanto desolado, eu continuava afetado pela tensão que transpirara de André desde a reunião familiar, e ainda achava que devia evitar a cidade perigosa que ele tinha na mente. Então, pensei em levá-lo de táxi. Mas escutei André me dizer: "Vamos por aqui, para o ponto inicial do ônibus que me leva para casa, como eu sempre faço".

Lembrei-me de que, às vezes, este caminho o apavorava! Eram muitas as tardes em que André digladiava em silêncio, durante quase uma hora, pegando o ônibus ainda vazio, sentado na primeira fileira, quase ao lado do motorista, e ia até sua casa do outro lado da cidade, na hora do *rush*, passando pela perigosa Praça da Sé. Às vezes, motorista e cobrador eram os únicos aliados nesta jornada; em outras, os dois tornavam-se já os primeiros inimigos, e André pensava todo o tempo se brigaria daquela vez. Eu percebi, através de meu lapso, uma enorme preocupação com André, inoculada em mim. Sentia claramente a angústia de imaginar André andando sozinho pela cidade. Mas a proposta de André de irmos os dois de ônibus sugeriu, pela primeira vez, que talvez tudo não fosse tão terrível como eu supunha. Eu tinha o final da tarde livre e resolvi acompanhá-lo até sua casa, ainda buscando resolver aquela preocupação sinistra em mim.

Quando me sentei com André nas cadeiras dianteiras do ônibus, ele ao lado da janela, e eu entre André e os virtuais passageiros em pé, no corredor, ainda refiz mentalmente o percurso temível que ele me contara inúmeras vezes anteriormente: o ônibus lotaria muito, apertado e abafado, às cinco e meia da tarde passaríamos pela Praça da Sé, ponto máximo de tensão de nosso trajeto. Na praça, concentravam-se todas as ameaças que acossavam André: a igreja matriz pobre e sombria, os policiais autoritários e violentos, os meninos de rua espertos e agressivos, os camelôs malandros, uma multidão de anônimos, veloz, indo e vindo de todos os lados. O único alívio para este terror era imaginar o ônibus como um comboio envidraçado, fechado e indevassável, levando seus passageiros lá para adiante, sem paradas.

Desde que partira do ponto inicial, o ônibus foi só recolhendo as pessoas. Ao nos aproximarmos da Praça da Sé, o ônibus já bem lotado, eu senti vazar a meu lado, vindo de André, o ar do enlouquecimento paranoico. O corpo de André estava retesado, os olhos não piscavam. Ele encarava alguns passageiros, principalmente os homens, que se apertavam junto a nós, eles também loucos por algum espacinho a mais dentro do ônibus já apertado. O olhar de André, ao mesmo tempo ameaçado e confrontador, foi me deixando com medo e me dei conta de que eu imaginava discussões que poderiam acontecer de um minuto para outro. Passei à fantasia: os simples passageiros eram policiais que nos conduziriam, de modo kafkiano, à delegacia mais próxima. Parecia que meu corpo se encurvava e minha alma se encolhia. Compreendi que, até deixarmos para trás a Praça da Sé, estes seriam os cinco minutos mais longos do meu dia. Para me tranquilizar, acalmando o tumulto que parecia se proliferar dentro de André, tentei uma conversa com ele. Desejava apenas para que ele voltasse seu olhar para mim, que me enxergasse um pouco, pois assim deixaria em segundo plano aquele povo apertado à nossa volta, seus prováveis inimigos.

Eu estava dedicado a esta conversa meio unilateral, já que André mal me escutava, quando vimos através da janela do ônibus, inesperadamente, uma pequena multidão sentada na escadaria defronte da Catedral. Tomado por um impulso, André saltou sobre minha perna e do ônibus, e eu o segui correndo, quase sem tempo para falar algo. Por que ele fez isto? Eu poderia ter detido André apenas esticando minha perna, impedindo sua passagem, obrigando-o a aguentar comigo aquela pressão toda que parecia já estar perto do final. Por que eu não fiz isto? Por que não impedi André de ir diretamente, como uma espécie de *kamikaze*, ao lugar que parecia representar para ele o cerne mais profundo de onde brota sua guerra? Por que acompanhei o movimento abrupto de André, instantaneamente, indo com ele ao interior da praça matriz se eu não a frequentava há anos, amedrontado, por saber que dali emanam os graves efeitos da desagregação social que tem nos levado a uma guerra civil subterrânea? A resposta imediata diria que eu acompanhei o impulso de André, porque já estava operando como um acompanhante terapêutico.

Porém, são perguntas complexas demais para uma resposta imediata. Respondê-las nos levaria a uma vasta problemática a respeito das intervenções terapêuticas realizadas nos espaços públicos: como o acompanhante terapêutico contém as afecções – produzidas pelo corpo e pela fala do acompanhado, e por tudo que vem da cidade – em seu próprio corpo? Como o acompanhante terapêutico recebe e escuta, na cidade, aquilo que vem do acompanhado? Esta escuta, marcada fundamentalmente pelo discurso desejante e inconsciente que a psicanálise descobriu, agora completamente liberada do enquadre psicanalítico tradicional para acontecer ilimitadamente nos mais diversos espaços (e apoiada somente na posição ético-política da psicanálise), foi apropriadamente chamada por Ghertman (2009) de "escuta nômade".

E como as afecções desta escuta nômade se transformam no corpo e no pensamento do acompanhante terapêutico? Como emerge daí uma fala dirigida ao acompanhado? Não seria menos complexa a fundamentação de uma interpretação feita pelo acompanhante terapêutico envolvido em um ambiente que pode ser o quarto do acompanhado, a casa da família dele ou algum lugar da cidade que qualquer um de nós pode frequentar, um parque, um café, uma conferência, um cinema, uma loja, uma excursão... Aqui, pretendo apenas mapear o que ocorreu com André e comigo no instante em que ele saltou do ônibus. Assim, poderemos pensar como, na situação de acompanhamento terapêutico, eu fui levado a (decidir) ir atrás dele.

Antes, porém, faremos um pequeno desvio pela obra de Baruch de Espinoza (1677), no ponto em que ela tangencia o que Freud designou como o princípio do prazer/desprazer. Para Espinoza, tudo que existe na Natureza é uma modificação da substância única e infinita que se autoproduz. Cada organismo passa continuamente de uma forma a outra, em função das afecções que ele sofre e de sua composição com outros organismos. Cada corpo compõe-se da mistura com muitos outros corpos – pesados, duros, moles, fluidos. Meu corpo e minha alma resultam das composições com diversos organismos que me afetam, me desdobram, me defasam e me alteram em um mesmo sentido. É a força interna de existir que determina a capacidade de afetar os outros e de ser afetado pelos outros sem se destruir. Quando um bom encontro acontece, uma boa composição me convém e isto me alegra; quando um mau encontro acontece, uma má composição, e isto me entristece. A sucessão destas afecções determina o afeto, descrito por Deleuze (1978) como "linha melódica da variação contínua", sob a forma de aumento-diminuição-aumento-diminuição da potência de agir (*potentia agendi*) e da força de existir (*vis existendi*). Em Freud, essa "variação contínua" é fruto da variação do princípio do prazer/desprazer.

Assim, lançado ao acaso dos encontros, disposto ao inesperado, no instante em que André saltou do ônibus me arrastando com ele, como se me tivesse prendido por um fio invisível, foi como se uma nova melodia, alegre, começasse a tocar para nós. Eu vinha tomado por aflições desde a reunião com a família de André, e talvez tenha querido reagir ao desânimo dos pais, o que me causou uma espécie de ideia de salvar André de sua loucura, a qualquer custo. Depois de ter imaginado oferecer uma carona sem estar de carro, fui com André para o ponto de ônibus sem hesitar muito, talvez levado pela necessidade de protegê-lo. No percurso do ônibus eu tentava defender André da cidade ameaçadora que crescia a nossa volta. Eu tinha a impressão de que André, às vezes, parecia querer enfrentar o perigo e, às vezes, parecia querer fugir do sufoco. O ônibus-comboio e a conversa hipnótica eram minhas tentativas de criar uma bolha protetora. Assim, eu evitaria reativamente a cidade-*front* para onde André me conduzia. Foi neste ponto de máxima resistência que André escapou! E eu fui atrás dele, instantaneamente, para sustentar sua entrada na cidade.

Nas saídas de acompanhamento terapêutico estamos particularmente abertos para aquilo que vem do mundo todo. Esta disposição constitui a "escuta nômade" (p. 17), como Ghertman (2009) a chamou. A escuta nômade está atravessada por uma inclinação particular, uma vez que o mundo todo, que deixamos nos afetar, chega a nós sobretudo pelo viés do acompanhado, cujo universo íntimo desejo sustentar e estender em suas relações tortas com o mundo. Sabemos que esta disposição nos faz tender a escutar carregado pelas trilhas a que o acompanhado conduz, deixa-nos muito expostos a um mundo que é estranho em nós. Nossa melhor orientação é um sinal de um perigo, uma má mistura, um mau encontro, que o limite de nosso corpo denuncia e avisa. Assim, tecemos uma cadeia associativa enquanto caminhamos; a escuta nômade reconhece uma espécie de "fala pedestre", como escreve Certeau (1999, p. 177).

Fazia anos que eu não voltava à Praça da Sé. Quando descemos daquele ônibus, que me parecia um tanque cruzando uma praça sitiada, senti que penetrávamos o cerne de uma guerra. A praça estava mais degradada que pitoresca, diferente da praça que conheci poucos anos atrás, cheia daqueles índios que migraram do norte e do nordeste do Brasil para virem vender suas sementes; depois de espalharem sobre uma toalha de mesa, como se preparassem um piquenique, seus sacos de cores e texturas variadas, cheios de diversas sementes, passavam a anunciar a cura exata que poderíamos obter com cada uma delas. Ao lado desses poucos brasileiros arcaicos que ainda resistem, enxerguei muitos jovens, moças e rapazes, que poderiam ser famílias inteiras, todos entocados debaixo de uma sebe perto do espelho d'água da praça, onde pareciam morar, sem teto, fazendo da sujeira de meses seu tapete.

Caminhamos em direção à escadaria onde se reunia a pequena multidão que havíamos avistado do ônibus que a esta hora já havia desaparecido e devia estar longe. As ideias continuaram se sucedendo e variando em mim à medida que as coisas da praça passavam por mim, entrando e saindo de minha órbita. Vi as bolsas muito presas aos corpos das pessoas que se preveniam com medo de serem assaltadas por um "trombadinha". Fiquei tenso. Vi alguns moleques cheirando cola em um saquinho que passava de mão em mão, e, mais distante dali, outro garoto chupava fumaça em um tubinho plástico de Yakult – aquele potinho de leite fermentado que pode ser transformado em um belo cachimbo de fumar. Aquilo me fez sentir dor e tristeza. O fato de a guarda metropolitana estar passeando ali por perto sem perturbar os garotos me surpreendeu e logo me revoltou por causa desta cínica tolerância.

Anos atrás saberia decodificar melhor os sinais da praça, mas, naquele momento, percebi que não entendia mais a vizinhança dos agrupamentos, a divisão de seus territórios, a geopolítica da Praça da Sé. Eu não distinguia muito bem o que era perigoso e o que não era. Cada uma destas ideias que se impunham em mim, sucessivamente, tinham diferentes graus de realidade, mas a maioria delas agia em mim gerando mais aflição. Pela primeira vez me ocorreu a ideia de agarrar André pelo braço e carregá-lo para fora dali. "Estamos tendo um mau encontro", diria Espinoza, se estivesse ao meu lado.

Indo em direção às escadarias da catedral, passamos bem ao lado do grupo de moleques reunidos em torno do saquinho cheio de cola. A cena era deprimente para mim e causou-me medo. André deve ter percebido meu susto e meu receio, porque começou a falar da Febem, aquele internato estadual que maltrata menores abandonados em vez de cuidar deles. Mas André começou a falar da Febem porque ele também estava ficando mais ameaçado e mais belicoso. André começou a descrever os perigos da cidade, vangloriar nossa polícia que protege os cidadãos (eu não tenho tanta certeza disto!)... Enveredou pelo cobrador do ônibus, queria vê-lo morto... "E Deus olha por todos nós, temos de passar por estas provas terrenas para alcançar a paz espiritual", e logo reiniciou o mesmo delírio que preenchera a reunião familiar daquela tarde. Senti que nossas almas iam sendo sugadas e que diminuíam. Fui ficando mais preocupado e tive mais vontade de fugir dali, carregando André comigo. À medida que enfraquecemos, a paranoia aumenta. Todas estas sensações de contínua "diminuição" indicavam que seria preciso que eu fizesse o gesto de nos desviarmos, André e eu. "Você precisa repousar o efeito destes corpos que se misturam desagradavelmente ao seu corpo", cochicharia Espinoza, se estivesse ao meu lado.

Quando finalmente atingimos as escadarias da catedral da Sé, houve o primeiro alívio. Foi o primeiro sinal de que o pensamento de me opor a André deixaria de predominar em mim. Foi o primeiro sinal de que eu poderia, sim, escolher continuar em contato com as coisas que vinham de André, ou melhor, da direção dada por André. Fomos nos sentar imitando as outras pessoas que já estavam por ali, *office boys*, migrantes, bancários, transeuntes, moleques da praça e uns poucos "classe-média", como André e eu, cuja pele bem tratada nos denunciava, marcando uma diferença.

Então, diante de nós, que estávamos sentados naqueles degraus, começou uma apresentação inesperada em cima de uma caminhonete mais ou menos velha, que foi transformada em um pequeno palco de teatro, como faziam os mambembes em suas carroças da Idade Média. Era Shakespeare, *Romeu e Julieta*. À medida que os atores se movimentavam sobre o palco mambembe, toda a praça foi se transfigurando, tomada pelas emissões vindas daquele teatro medieval. Todas as faces nas janelas dos ônibus se voltavam para aquele mesmo ponto da praça. O barulho do *rush* do final da tarde continuava, mas eu tinha a sensação de que ele estava menos intenso e mais distante. O trânsito dos pedestres continuava, mas certamente mais lento, quase se detendo. As vendas nas lojas ao redor da praça talvez tivessem diminuído, os possíveis assaltos talvez tenham vacilado. Só os guardas metropolitanos continuavam olhando as pessoas, prepotentes como águias de rapina. André, sentado ao meu lado, agora quase sorria, como se já soubesse desde quando descêramos do ônibus que iríamos ao teatro. Passou a focar também os atores da caminhonete, foi relaxando e parou de só olhar para os lados.

Diante de um Romeu apaixonado que dizia perecer sob o peso indigente de seu amor, Mercúcio respondia: "Estás amando; pede a Cupido as asas emprestadas e paira acima dos vulgares laços". Como resistir aos passos da dança de Mercúcio flutuando por sobre a fúria das disputas ferozes entre Montecchios e Capuletos, que ensanguentavam a cidade de Verona com um vermelho não muito distinto do vermelho que tinge esta metrópole contemporânea que eu habito? De repente, eu compreendia que André, ainda quando estávamos lá no ônibus, se transformara no alto-falante da atmosfera da praça, e eu sabia que a praça era apenas um emblema do conflito armado de nossa sociedade civil atual. Aquilo que era a paranoia de André, agora eu entendia ser a percepção e a fala de algo de nossa realidade urbana. O delírio de André, como todo delírio, não era individual. Ambos, eu meio paralisado e o movimento de André de sair do ônibus em direção ao centro da praça, arrastando-me com ele, éramos o drama vivido por cada indivíduo desta cidade: como habitar esse lugar que pulsa tanta vida e tanta morte?

Durante a apresentação teatral, o rapaz sentado no degrau mais baixo da escadaria, que já antes do início da peça estava bastante agitado e, falando alto, dizia-se apresentador da MTV, agora conversava abertamente com os personagens de Shakespeare convidando-os para uma entrevista em seu programa. Como eu nunca assisto à televisão fiquei sem saber se ele era quem dizia ser, se também delirava, se estava apenas drogado ou se as coisas eram daquele jeito mesmo ali na praça. Talvez fosse apenas um sujeito *freak*, um pouco drogado, em nada diferente de alguns mocinhos modernosos da música eletrônica. O rapaz criou certo mal-estar por estar sendo tão inconveniente, por atrapalhar o espetáculo, e algumas pessoas mandaram-no calar a boca. Mais tarde, me dei conta de que ele havia deixado de entrevistar os atores sem que nenhum de nós percebesse quando ele se calou nem quando foi embora. Era a ação de *Romeu e Julieta* que abria novos espaços nas relações na praça.

Em outro momento, alguém mais impaciente fez "psiu" para uma destas meninas que moram na praça e que estava assistindo o Shakespeare ali nas escadas, mas que, também em voz alta, começava a acertar uma dívida com outra moradora da praça, que não pagara não sei o quê. Confrontada com o "psiu", a menina alçou a voz mais ainda e, então, com firmeza, digna, respondeu na direção de onde veio a reclamação: "Você entra aqui na minha casa sem pedir licença e ainda por cima quer mandar eu ficar quieta? Vai tomar no seu cu". Eis outro destino para a violência: buscar garantir uma existência possível, um lugar vívido, e agir para conquistar a própria cidadania.

Pode parecer incrível, mas enquanto chegava a noitinha, ver aquele grupo de atores se exibindo na praça alterava o clima sombrio do local, introduzindo entre nós ali uma espécie de beleza, de simpatia. Uma espécie de alegria. "Esta é uma boa mistura", diria Espinoza, se estivesse ao meu lado. Percebi que a urgência tinha se acabado para mim, já não precisava mais fugir dali. Agradeci não ter ido embora antes do tempo. Mas eu não era o único a estar mais tranquilo. André deixara de ficar agitado, sintônico com a transfiguração da praça.

Quando a peça estava quase em seu final, André quis ir embora. Tomamos outro ônibus e, desta vez, fomos direto até o ponto próximo de sua casa. No trajeto, falamos de *Romeu e Julieta*, da política na cidade de Verona, da companhia teatral apresentar uma peça ao ar livre, de como as pessoas da cidade se relacionam umas com as outras e com o espaço público. Eu contei para

André como observara a transformação de seu semblante, revolto e revoltado até descermos na praça e mais apaziguado depois da peça. O que havia acontecido com ele? Eu sabia que, ao caminharmos pela cidade, nós não cessávamos de passar de um estado a outro. Cada um de nós recebeu os influxos dos outros habitantes e das outras coisas da cidade, e estes influxos nos determinaram, mais fortes ou mais fracos. As misturas dos corpos e das coisas, o acaso dos encontros, dos prazeres, dos desprazeres, tudo isto, se afirmou em nós dois à medida que os corpos e as coisas do mundo nos alcançaram e se impuseram em nós. Esta sucessão pode ser tomada como uma espécie de linha melódica da variação contínua. A escuta nômade captava isso. Nesta saída com André, bem como na clínica do acompanhamento terapêutico, minha disposição corporal me deixou sensível para escutar a variação contínua de tudo aquilo que eram as afetações das coisas do mundo misturando-se em meu corpo, muitas delas vindas dos impulsos do universo de André. Esta escuta nômade da variação contínua, ou melhor, da fala pedestre, enquanto durou um deslocamento, teve para mim a mesma função que a escuta tem para o psicanalista. As coisas do mundo, principalmente as coisas do mundo vindas de André, provocaram sensações que me atravessaram e se misturaram em mim, eletrificando uma cadeia associativa das ideias que me afetaram. Como a energia de investimento, que desliza por caminhos associativos nos processos do funcionamento inconsciente articulando imagens, as coisas se deslocaram e se impuseram em mim como uma linha melódica, intensificando e desintensificando as figurações que constituíram meu pensamento.

Quando chegou o momento de descermos do ônibus, André, animado, convidou-me para irmos até o bar tomar uma Coca-Cola. Seu convite subentendia uma noitada cheia de conversas entre dois amigos, que poderia se prolongar por horas. Mas já era tarde para mim, eu não podia ficar mais tempo com André e, além disto, estava cansado depois de toda aquela exposição e aquela disposição pessoal ao lado dele. Recusei o convite, e

André ficou decepcionado. A princípio, ele agarrou meu braço e não queria me deixar ir para o outro lado da rua, como se não quisesse acabar com aquele momento alegre. Mas contentou-se com minha promessa de que nos encontraríamos dois dias depois, no hospital dia. Ele ainda disse que precisávamos repetir outros destes passeios de ônibus. Com minha presença ao seu lado e depois da feliz situação da peça, a cidade de André ganhara outros contornos, e ele podia transitar por ela com mais elementos para conversar com seus medos. Mais tarde, esta experiência teve reflexos importantes em seu tratamento.

Terminarei este relato de uma típica saída de acompanhamento terapêutico, sugerindo que a clínica do acompanhamento terapêutico é uma clínica do deslocamento; nesta clínica, o acompanhante terapêutico pensa seu deslocamento com o acompanhado pela cidade a partir da escuta nômade do ato de fala pedestre.

Acompanhamento terapêutico: Clínica na cidade

Prosseguimos esta breve sistematização explorando algumas das que podem ser as noções mais próprias ao campo do acompanhamento terapêutico. Podemos resumir tais noções falando de uma clínica dos espaços, na qual a relação terapêutica entre acompanhante terapêutico e acompanhado é, claramente, uma relação a dois que se realiza em relação a todos os outros. Daí que a experiência do acompanhamento terapêutico exija pensar que a terapêutica com um indivíduo não é individual.

O texto a seguir, com pequenas modificações, foi apresentado em novembro de 2008, em São Paulo, por ocasião do III *Colóquio de Psicopatologia e Saúde Pública: dominação ou liberdade. Os múltiplos sentidos da clínica psicopatológica em Saúde Pública, organizado pelo Curso de Especialização em Psicopatologia & Saúde Pública da Faculdade de Saúde Pública da Universidade de São Paulo e realizado nas dependências dessa instituição.*

Aqui, o texto pretende destacar a dimensão tridimensional que permeia o pensamento clínico do acompanhante terapêutico. A experiência de transitar além das quatro paredes das diversas instituições de tratamento articula, como plano transferencial, um cenário composto de indivíduos e universos que se interpenetram e se constituem, constituindo mundos. Pensar a partir de uma presença que considera a totalidade do espaço e pensar a partir do "praticável", do "penetrável" – caixa cênica no interior da qual o acompanhante terapêutico se dispõe a estar – significa delimitar uma superfície onde acontece a prática do acompanhamento terapêutico.

Como parte das políticas públicas de desmanicomialização no campo da saúde mental que diversos governos tentam implementar no Brasil, a cidade de São Paulo tem inaugurado alguns serviços residenciais terapêuticos, por força de pressões feitas pelo Ministério Público.

Um acompanhante terapêutico[1] foi chamado para acompanhar um homem que chegara recentemente a uma residência terapêutica, vindo de um hospital psiquiátrico onde morou por muitos anos. Este homem temia sair do hospital psiquiátrico porque sabia que sua mãe não mais o encontraria, se ela fosse lá buscá-lo. Há cerca de dez anos, o homem vem mantendo viva sua última esperança de ser resgatado desse exílio; entretanto, essa década é também a década em que a mãe nunca mais foi vê-lo.

O homem aceitou deixar o hospital psiquiátrico, mas só depois de muitas garantias de que ele seria avisado caso sua mãe fosse procurá-lo. Porém, ser transportado para a residência terapêutica não significa se mudar para lá. Na residência, esse homem estabeleceu uma convivência bastante difícil com os outros moradores, todos homens. Nada colaborativo, recluso, excluindo-se de tudo da casa, parece que se integrar ao grupo de moradores significaria desistir de esperar a vinda da mãe – e sacramentar um futuro de internação. Parece que a distância dos outros moradores é a garantia para não se afastar da mãe e da esperança que ela representa.

O acompanhante terapêutico vai se encontrar com esse homem e com o conflito que o dilacera, já consciente de que esse conflito também está dilacerando as relações com os outros moradores da residência, amplificando-se em confusões no cotidiano da casa e em dificuldades na construção de um modo possível e grupal de habitar o novo lugar. Ao chegar para estabelecer os primeiros contatos com o homem, de modo a constituir uma relação de intimidade em que o homem possa falar de seus conflitos, e tratar tanto os sintomas quanto os delírios, o acompanhante terapêutico (consciente de que jogavam os primeiros lances disso

---

1. Agradeço a Daniel Caro, Liliam Ferrarezi, Renato Nadal e Fábio Diório pela oportunidade de compartilhar as respectivas experiências.

que a psicanálise chama de relação transferencial) ingressa no território da residência e, desde o primeiro passo, considera tudo o que compõe este território espaço dessa relação transferencial. Todos os lugares, todas as pessoas, moradores e cuidadores, todos os objetos, todas as práticas que constituem o dia a dia naquela casa estão em jogo na transferência entre acompanhante terapêutico e seu acompanhado.

Qualquer situação que acontece na residência é matéria associativa que faz parte do processo terapêutico daquele indivíduo no trabalho de acompanhamento terapêutico: as coisas que chegam vindas do mundo e entram pelas portas e pelas janelas da residência, por meio de um morador ou por algum outro meio; e também as coisas que ocorrem entre o acompanhante terapêutico e o acompanhado no espaço da residência, se espalhando ou não para outros ali; e as situações que atravessam essa dupla, vindas de outras pessoas e de outros objetos da casa, para compor com outros elementos o encontro dos dois; e mais as atmosferas, a presente e as passadas, que envolvem acompanhante terapêutico e acompanhado. Toda a escuta, nômade, qualquer trabalho interpretativo, qualquer significação, por parte do acompanhante terapêutico, e também de outrem – que sempre pode expressar algo que funcione como interpretação ou significação –, só pode ser pensado se for dimensionado nesse território nunca individual, constituído por muitos sujeitos e objetos que se interpenetram.

O próprio enquadramento (*setting*), por parte do acompanhante terapêutico, dessa dimensão múltipla – que ultrapassa tanto a dualidade acompanhante/acompanhado quanto a ideia de um indivíduo solipsista –, já põe em andamento a noção, que parece ser a desse homem, de que exista apenas uma única mãe no mundo dele. Assim, o fato de esse homem poder compartilhar a urgência de seu desejo-de-mãe com outros possibilita-lhe novas maternagens, que vão pondo em questão sua fixação à "A-Mãe"; e dessa matriz multiplicada, experimentando diversas acolhidas, podem eventualmente nascer ações que façam o homem reencontrar sua genitora.

Foi a partir desta perspectiva que, por exemplo, surgiu a ideia de várias pessoas se organizarem para acompanhá-lo à cidade que ele frequentemente menciona em seu delírio, talvez sua cidade natal, e buscar a mãe no palheiro.

Se no caso desse homem parecia haver para ele, unicamente, "A-Mãe", em outro caso, de uma mulher, a questão de seu tratamento é colocada porque ela quer retomar o contato com o filho de sete anos, cuja guarda foi dada à irmã desta mulher, após longo período psicótico da mesma. A mulher é usuária dos serviços de um Centro de Atenção Psicossocial (CAPS) da cidade de São Paulo. Esse CAPS, em particular, recorre ao acompanhamento terapêutico nos momentos em que entende que essa é uma intervenção indicada no processo de um usuário. Para fazer tal indicação, esse CAPS mantém uma espécie de parceria com o grupo do qual faço parte,[2] composto de acompanhantes terapêuticos que atendem usuários de equipamentos de saúde mental da rede pública, necessariamente sem cobrar pelo trabalho. Quando o usuário concorda com a recomendação do CAPS, ele combina com o acompanhante terapêutico um atendimento, e o próprio, ou um familiar, assina o que chamamos de "contrato" – que preestabelece o período de um ano de acompanhamento terapêutico e a gratuidade do atendimento.

De acordo com essa modelagem, uma acompanhante terapêutica foi chamada para acompanhar essa mulher. O trabalho se inicia partindo do pedido que a acompanhada faz de reestabelecer algum relacionamento com o filho que ela não vê mais. Desde o princípio, o cenário do acompanhamento terapêutico são todos os lugares que têm relação com o filho negado e a guarda perdida: acompanhante terapêutica e acompanhada fazem, primeiro, algumas tentativas de contato com a irmã, que sempre se recusa a falar com a acompanhada e também com a acompanhante terapêutica;

---

2. Como dissemos anteriormente, desde 1999 até hoje, este grupo reúne acompanhantes terapêuticos que realizam atendimentos voluntários a usuários dos serviços de saúde mental, sendo acompanhados, por sua vez, em supervisão semanal por Regina Célia Chu Cavalcanti, Iso Alberto Ghertman e pelo autor.

diante do acesso vedado, vem a tristeza. Então, busca-se o desarquivamento do processo no fórum, que só resulta no rearquivamento; e, em seguida, outro surto. Além disso, decide-se por idas à Vara da Infância e da Adolescência, mas assistente social e psicóloga avaliam que a loucura da mãe pode ser perigosa para o filho. Cada uma das situações vividas durante o trabalho de acompanhamento terapêutico, fornece elementos para que essa mulher se aproxime das vicissitudes de seu desejo de mãe, de quem ela foi e é como mãe desse filho – suficientemente boa demais e suficientemente má, a ponto de perder a guarda do filho. Os não encontros com a irmã, as sentenças definitivas da justiça e da assistência sociopsicológica, os delírios com o ex-marido, e outras situações compartilhadas com a acompanhante terapêutica, além das situações que a acompanhada relata para a acompanhante terapêutica, por exemplo, suas táticas guerrilheiras de aproximação do filho (entre as quais consta a de jogar por cima do muro da casa da irmã um brinquedo e um bilhete para o filho), todas essas experiências põem em questão a maternidade, a mulher, e são materiais de tratamento. São, ao mesmo tempo, fatos concretos, pessoas reais, decisões práticas e são falas associativas. Presentação e representação, ao mesmo tempo.

Quando a acompanhante terapêutica processa com a acompanhada aquilo que a experiência dessas situações que elas vivem juntas subjetiva, quando a acompanhante terapêutica leva em consideração que tais situações mobilizam não apenas as duas, mas também todo o espaço e as pessoas ali envolvidas, o tratamento se encaminha: por isso, não é casual que, como efeito desses processamentos, a mulher realize encontros furtivos com o filho no trajeto dele rumo à escola; que depois o filho aceite visitá-la rapidamente na casa dela; e que, então, ela escreva para a irmã a carta mais pessoal que jamais escrevera, confessando sua saudade, seu sofrimento e sua necessidade de existir para o filho. A carta reabre portas que a justiça não reabriu. Desta vez, essa mulher sabe que ela-mãe carrega, além de amores, ódios e rejeições importantes em relação ao filho; e toda família, que testemunhou a fabricação dessa compreensão a distâncias variadas, sabe que a mulher compreendeu alguma coisa disso e que tem alterada sua própria maneira de compreender. Assim, todos iniciam um novo ensaio de coexistência familiar. E, então, a acompanhante terapêutica encerra seu trabalho.

Podemos dizer que, no caso do homem, o acompanhamento terapêutico armou o "praticável-residência-terapêutica", e esse plano articulou a convivência entre os homens que moram ali como modo de "fazer-mães" no momento em que pareceu haver para aquele homem, unicamente, "A-Mãe"; e no caso da mulher, também podemos dizer que o acompanhamento terapêutico armou o "praticável-guarda-do-filho", e esse plano pôs em movimento as diversas instâncias legitimadas de proteção ao filho como modo de desconstruir a identidade da mãe abandonadora que se sedimentaria assim uniformizada no fundo da criança que ela gerou.

"Praticável" é o nome que tomamos emprestado de Jean Oury (1983) para descrever esta superfície que se arma no acompanhamento terapêutico.

> [Então] é necessário definir os praticáveis para que reapareçam os lugares, os espaços, as "cenas": a fim de que a multirreferencialidade transferencial possa acontecer; para que a transferência não fique flutuando, difusa, espalhada e possa se apropriar de um substituto do fantasma: plataforma lógica, cheia de frases, onde se esboça um cenário que encobre de maneira precária o real posto a nu pelo processo psicótico. Plataforma, encruzilhada, "espaços do dizer", perfilando ao longe o espaço da subjetividade mais singular: o espaço transicional. Ou, dito de outra maneira, criação coletiva de algo que permita um "enxerto de transferência" (Pankow), algo que possa dar conta disso que preenche o fantasma: o objeto "a" ou, no psicótico, um equivalente do objeto "a". De onde decorre a condensação, um tanto imagética, "enxerto de espaço". Não temos o dever de tornar "habitáveis" estes lugares desérticos, paradoxalmente repleto de rumores, de agitação "normal", de ideias fixas? Lugares desérticos para onde desgarraram, muitas vezes para sempre, aqueles que chamamos de psicóticos (p. 422-423).

As três definições do dicionário (Houaiss & Villar, 2001) bastam para apontar o que aqui se arma, ou melhor, para configurar o campo em que trabalha o acompanhante terapêutico e como ele escuta e interpreta: praticável é a estrutura cenográfica tridimensional que permite o movimento dos atores – por exemplo, estrado, armação, enquadre... (ou seja, o teatro dos processos analíticos); é o que pode ser praticado (o que é posto em prática e, ao mesmo tempo, tudo aquilo que pertence à ordem do possível); e é o que pode dar passagem, transitável (função primordial do tratamento). Portanto, é como elemento parte desta caixa cênica que o acompanhante terapêutico pensa e realiza sua intervenção.

Porém, para além do caráter mais fixo sugerido por esta armação de uma caixa cênica com seus objetos no interior, poderíamos também pensar que é o próprio espaço que passa a existir imediatamente às relações que começam a se estabelecer com a chegada do acompanhante terapêutico e seu acompanhado. Melhor, então, seria pensarmos à maneira de Oiticica, que este praticável é um "penetrável".

Segundo Favaretto (2000), a invenção de Oiticica faz saltar a experiência com a cor, que o espectador moderno se acostumou a observar fixada sobre o suporte, fazendo que ela passe a flutuar em um espaço no interior do qual o espectador penetrará – ao atravessar placas de madeira coloridas penduradas desde o teto em forma de labirinto, os "penetráveis". Posteriormente, Oiticica faz o espectador vestir a cor e se movimentar com ela – estandartes, capas, abrigos envolvendo o corpo que ao andar, dançar, gesticular, produzem tanto o objeto quanto a própria cor, os "parangolés".

Neste desenvolvimento que se inaugura com a "arte-penetrável" indo até a "arte ambiental" – passando pelos parangolés poético, social, lúdico e coletivo –, Oiticica, primeiro, transforma as relações de recepção passiva da cor propondo a atividade do corpo que penetra o labirinto cromático; desta forma, ele corporifica a cor e "organifica" o espaço. Em seguida, é a própria cor que será vestida e portada pelo espectador, o próprio espectador se estruturando como obra a partir do movimento que ele executa no ambiente. "Pelo fato de vestir a obra, o corpo passa a fazer parte dela e não há mais coisa separada da outra" (p. 104).

Este tangenciamento com a invenção de Oiticica nos permite afirmar que aquilo que no acompanhamento terapêutico pode ser pensado como praticável, caixa cênica que se arma, também pode ser pensado como penetrável, superfícies que se vestem: espaço que entra em funcionamento e se estrutura à medida que os indivíduos – neste caso, acompanhante terapêutico e acompanhado – se relacionam com o coletivo, reconfigurando e sendo reconfigurado pelo espaço público. Tudo isso se recria por uma poética do gesto, diz Favaretto, a partir do envolvimento e do movimento.

Assim, não se trata da "inclusão" de algo, e sim de reformulação da "totalidade ambiental" a partir da intervenção do estranho. Ou, como escreve Oiticica (*apud* Favaretto, 2000, p. 107), "*in(corpo)ração*".

Ainda em um terceiro caso, o rapaz autista que estava há meses encolhido em posição fetal no colchonete do cômodo mais escondido do CAPS, encapuzado e de ouvidos tapados, pois o menor barulhinho parece invadi-lo de modo estridente e avassalador, exige alguém que possa se manter ao lado dele, longa e intensamente. O acompanhante terapêutico senta-se no colchonete, coloca-se na mesma altura do rapaz, os dois somente, e, nesse plano comum, durante semanas, cuidadosamente, experimenta várias maneiras de se dirigir ao rapaz, várias proximidades. Em função da presença implicada e sintônica do acompanhante terapêutico, a coluna vertebral em curvatura, que põe o rapaz feito concha para dentro de si (buscando conferir uma mínima interioridade para um eu sem Si mesmo), ergue-se, aos poucos, e o acompanhado experimenta olhar para esse que permanece dias a fio a seu lado. Certo dia, o acompanhante terapêutico escuta o acompanhado chamá-lo pelo nome!

Pouco tempo depois, arriscam a primeira saída: ir ao shopping, indica o rapaz. Fascinado diante dos carrinhos expostos na vitrine de uma loja, deita-se no corredor e dá todos os sinais de que nunca mais se levantará nem tirará os olhos dali. A coragem que o acompanhante terapêutico precisa ter para enfrentar a renúncia do rapaz quando precisa interromper o encantamento dele na hora de irem embora, já estava sendo preparada há uma hora, quando teve de vencer seu constrangimento para conseguir deixar o "menino" de dezenove anos permanecer ali, entre as pessoas, deitado no chão diante da vitrine como se assistisse à televisão, e quando teve de negociar habilmente com os cumpridores das normas do shopping para dar chances dessa situação inusitada se prolongar.

O gesto cheio de coragem do acompanhante terapêutico para interromper o fascínio do rapaz deve ter a força suficiente para fazer frente à revolta do acompanhado, que reage, violento, pelo desespero que sente ao viver uma frustração. O acompanhante terapêutico alcança o gesto suficiente – nessa situação, uma espécie de "fala paterna", como dizemos no jargão psicanalítico –, pois se deixou afetar pelas sensações que cruzaram esse entorno que os envolve, a ele e ao acompanhado. Lidar com o próprio constrangimento, negociar bem, entre outros atravessamentos do entorno que o atingem nesta ida ao shopping, compõem o ato do acompanhante terapêutico – e este ato faz eco com a função paterna (não nos deteremos neste realçamento da função paterna, mas tenhamos em mente as teorizações psicanalíticas a respeito do complexo paterno nas constituições psíquicas, particularmente as autistas).

Ao longo do tempo, mais ampliações vão sendo lentamente experimentadas. O acompanhante terapêutico, por exemplo, pega apenas os ônibus que não possuem o sinal de descer com o rapaz para, depois, arriscar subir naqueles que tocam esta campainha perturbadora que o rapaz evitaria a qualquer custo; vai à Avenida Paulista e "autentica" um desejo do rapaz que timidamente se detém na banca para ver revista de mulher pelada (na mesma época em que a mãe falava em presentear o filho com uma *Playboy*); e se interpõe entre o acompanhado e um namorado ofendido porque o rapaz chamou a namorada dele de "preta gostosa", o acompanhante terapêutico, então, esbraveja a proibição o mais publicamente que pode, forte o bastante para o namorado não encher o rapaz de porrada...

Ao mesmo tempo que estas saídas acontecem, o acompanhamento terapêutico envereda para a casa do rapaz e, na casa, a intervenção do acompanhante terapêutico com o acompanhado dialoga todo o tempo com os pais que estão sempre presentes, até mesmo quando o acompanhante terapêutico fecha a porta do quarto do rapaz para constituir uma intimidade que inexiste ali. Cada vez que chega à casa do rapaz, o acompanhante terapêutico faz funcionar o "praticável-casa-do-autista" (ou, o "penetrável-casa-do-autista"). É nesse cenário transferencial que o acompanhante terapêutico aceita o convite para almoçar, e ao se sentar com o acompanhado e os pais dele, surpreso, pergunta: "Mas porque você não se serve sozinho? Você não consegue?". Ou, em outro momento: "Mãe, você ainda dá banho nele? Depois você se queixa que seu filho lhe dá trabalho. Fulano, vá tomar banho e depois nós saímos". Ou, então: "Pai, você tem sua diabete grave, mas tem que brigar com seu filho quando ele quiser desligar a televisão e você estiver assistindo. Fulano, nessas horas, seu pai, que já não enxerga direito, podia te dar uma bengalada".

Ultimamente, nas vezes em que encontra o acompanhante terapêutico, a mãe tem insistido em falar de sua vontade de visitar os familiares que ela não vê há muitos anos. O rapaz apenas escuta as conversas. O acompanhante terapêutico supõe que seu acompanhado aproveitará o passeio à cidade natal da mãe, cujos parentes desconhece. Certo dia, o acompanhante terapêutico sugere viajarem os três, mãe, rapaz e ele. No momento em que os arranjos para o passeio avançam, o pai diabético, talvez enciumado, reage dizendo que sua irmã não saberá cuidar dele se ficar sozinha na casa, e que não suportará ficar dois dias longe da esposa... Então, quem é o filho? E a mãe será também mulher? A partir daqui, abrem-se outras cadeias para serem elaboradas com o acompanhado, mas nunca unicamente ele só.

Por intermédio destes episódios, já é possível percebermos que o trabalho terapêutico com um indivíduo não é individual. É isso que afirma o psiquiatra catalão Francesc Tosquelles (2003), quando ele escreve que

> [...] o homem, eu inclusive, *nunca viveu só* e isso que chamamos *o trabalho do homem*, ou o trabalho que se empenha em *fazer do homem um homem* – o desenvolvimento da singularidade da vida humana vivida concretamente – *comporta a presença de outros e leva em conta os vários impactos dessas presenças* (p. 23).

Tosquelles continua mais adiante:

> A psiquiatria, como toda obra radicalmente humana, é um produto que necessariamente considera os coletivos humanos. [...] Os agrupamentos humanos sempre são formados em torno de fragilidades – tanto as expectativas e as esperanças como também os sofrimentos de crianças e homens, por causa de suas inquietações. Eis uma constatação que podemos fazer em qualquer circunstância. Nossas atividades profissionais não escapam disso, inclusive quando, através de determinados artifícios, oportunos até, reduzimos nosso trabalho a um encontro a dois. A dicotomia que surge dessa redução, ao separar e reunir quem cuida e quem é cuidado, não persiste por muito tempo nesse isolamento operativo: durante o encontro a dois, constatamos diversas incidências disso que já foi elaborado em outros lugares pelos grupos humanos. Sobretudo, aquele que é cuidado desse modo continua vivendo, em outras situações, com certo número de homens agregados a ele. Cada um de nós carrega consigo certa quantidade de efeitos dos grupos a que pertence ou a que pertenceu em um passado próprio nunca completamente acabado (p. 47).

Uma última situação à maneira de conclusão. Um acompanhante terapêutico vem fazendo seu trabalho com um homem cuja vida, há alguns anos, se resume em acordar, cuidar do irmão, que há décadas foi diagnosticado como esquizofrênico, com quem ele mora – os dois apenas – para depois passar o dia no trabalho e, então, voltar para casa no final do expediente e reencontrar o irmão. Para esse homem, o fim de semana é seu pior momento, pois ele não sabe aonde ir. Fazendo funcionar o "praticável-cidade" (ou o "penetrável-cidade)", o acompanhante terapêutico incursiona com o acompanhado pela cidade. Experimentar a cidade é o que os conduz. A excitação de entrar em lugares, muitos deles pela primeira vez, lojas, mercados, bares, cinemas, metrô, acaba por despertar uma outra excitação, ameaçadora para o acompanhado, ligada à homossexualidade. Acompanhante terapêutico e acompanhado descobrem nessa ideia de homossexualidade a mistura de vontade de ter prazer com as proibições e as culpas que parasitam a vontade. Talvez como efeito dessa ampla construção, o acompanhado começa, então, a falar em aumentar a frequência do acompanhamento terapêutico – como se anunciasse novas aventuras mobilizadas pelo desejo.

Na semana passada, o acompanhado conta que no último fim de semana se sentia muito só, o irmão sempre isolado no quarto, e ele a pensar, durante bastante tempo, que seria muito bom naquela hora exata fazer um acompanhamento terapêutico... O acompanhante terapêutico aguarda o que o acompanhado vai dizer, enquanto avalia mentalmente se seria interessante acrescentar mais um dia de acompanhamento terapêutico e considera um dia específico do fim de semana que ele poderia oferecer. O acompanhante terapêutico já começa a imaginar se o melhor dia é sábado ou domingo, quando o acompanhado retoma a fala: "Então, eu me arrumei, avisei meu irmão que estava saindo. Desci para a rua... e fiz um acompanhamento terapêutico! Passeei pela cidade por uma hora e meia, como nós dois costumamos fazer".

A pólis arquipélago

A novidade da clínica do acompanhamento terapêutico continua possibilitando diversos desdobramentos. Avançamos ainda mais um capítulo nesta discussão. A condição de excentricidade em que se dá o trabalho de acompanhamento terapêutico requer uma elaboração teórica de seus efeitos, além de nos convidar a extrair disso outras possíveis consequências em relação às maneiras de compreender os modos de subjetivação e os processos de constituição psíquica nos homens e nas mulheres.

O texto deste capítulo foi apresentado parcialmente em outubro de 2008 por ocasião do III Congresso Internacional/IV Congresso Iberoamericano/II Congresso Brasileiro de Acompanhamento Terapêutico – Multiversas Cidades, Andanças Caleidoscópicas, Tessitura de Redes, realizado na Universidade Federal do Rio Grande do Sul, em Porto Alegre. Posteriormente, foi ampliado para ser publicado em 2013 na revista eletrônica Psicologia & Sociedade.[1]

Aqui, o texto discute mais alguns aspectos – e insiste em outros – da prática do acompanhamento terapêutico. Tomando como ponto de partida a condição particular do trabalho do acompanhante terapêutico em que não há, para ele, nem lugar fixo nem propriedade privada, então, o espaço onde ele acontece é o chão comum e o céu aberto. Esta condição primeira implica uma espécie de "grau zero do encontro", e a terapêutica encaminha-se pelas já referidas "escuta nômade" e "fala pedestre", enunciadas pelos deslocamentos, pelas passagens e movimentações na geografia do mundo.

---

1. PORTO, M. A pólis arquipélago: notas do acompanhamento terapêutico. *Revista Psicologia & Sociedade*, n. 25, pp. 2-8, 2013.

O encontro entre acompanhante terapêutico e acompanhado acontece sempre no chão comum da pólis, seja nos espaços abertos, públicos ou não – onde a presença da cidade é evidente –, seja também na privacidade secreta e silenciosa de um quarto fechado – onde a cidade se faz presente como entorno que envolve.

Aqueles que carregam consigo a tradição da psicanálise e, assim constituídos, realizam o acompanhamento terapêutico, conservam a experiência, que se impõe em nós pela prática do acompanhamento terapêutico, de ela ocorrer sem respeitar a determinação circunscrita e fechada das quatro paredes, comuns à intimidade instituída pela maior parte das práticas psicoterápicas.

O modo em fechamento como cada um dos habitantes da cidade tende a constituir seu próprio cotidiano talvez venha tornando imperceptível o nosso envolvimento com os diversos elementos que constituem a pólis. Porém, nos andamentos de um acompanhamento terapêutico, que frequentemente nos desloca das circulações mais ordinárias que fazemos pela cidade, percebemos nitidamente nosso contato com estes elementos da pólis, todos eles ativos, agindo em nós. Constatamos que a maior parte deles é estrangeira em relação ao que nos é mais pessoal. O envolvimento na atmosfera repleta destes elementos ativos e estrangeiros, comum quando estamos na pólis, permite reconhecer, por outro lado, quão "familiar" é o ambiente das instituições no campo da saúde mental, seja o consultório do psicanalista, do terapeuta, sejam as instituições de tratamento.

É por causa desta frequentação com os elementos estrangeiros da pólis que a atenção desenvolvida pelo acompanhante terapêutico no acompanhamento terapêutico não é prioritariamente mental. Parafraseando Freud para pensar em algum tipo de atenção nesta situação, diríamos que é todo o corpo que flutua na afetação com o ambiente. Durante um encontro com o acompanhado, o acompanhante terapêutico percebe as coisas variadas que são da cidade, e tudo isso ele o percebe determinado pela presença do acompanhado que está ao seu lado. Os múltiplos contágios que ele experimenta e que pertencem a essa dimensão, que chamamos de cidade, são percebidos pelo acompanhante terapêutico como coisas em si e, ao mesmo tempo, como coisas alteradas por um índice específico de interpenetrabilidade que provém do tipo de vizinhança que o acompanhado mantém com o acompanhante terapêutico. Nessa "atenção corpo-flutuante" é a matéria da cidade que prevalece, e a fala constitui uma parcela parcial de tudo aquilo que toca o acompanhante terapêutico.

Devemos considerar, então, esta característica: no acompanhamento terapêutico, a narrativa não é apenas verbal, mas, principalmente, "pedestre" (p. 177), como diz Certeau (1999). A fala pedestre presentifica-se e é tecida na medida em que os pés se encaminham pela cidade. A fala pedestre é enunciação, é um fazer-dizer que se enuncia no mesmo instante em que um deslocamento transcorre. Nessa narrativa dos pés, é a dimensão acontecimental que ganha evidência. E para esta fala pedestre, é necessária uma escuta também ambulante, uma "escuta nômade" (p. 17) de que fala Ghertman (2009).

Assim, reafirmando a captação freudiana de que "a psicologia individual é também, desde o início, psicologia social" (Freud, 1921, p. 14), a prática do acompanhamento terapêutico nos obriga a pensar que um encontro entre dois é um encontro de dois que estão imersos na pólis e que não se separam do coletivo; e que, naquilo que é da ordem do psíquico, constituímo-nos ilhas abertas do mundo, no mundo que se desdobra em pontes e arquipélagos.

No acompanhamento terapêutico é o acompanhante terapêutico quem se desloca ao encontro do acompanhado, essa anterioridade não existe como existe para o psicanalista. Esse grau zero do encontro, determinado pela ausência da propriedade privada, permite pensar que as coisas não começam exatamente a partir de um sujeito que já preexiste em sua tradicional poltrona, que se encontrará com um outro que também já está predestinado ao tradicional divã.

Há uma nuvem de indeterminação no grau zero do encontro. Um instante antes de haver o sujeito e o outro há, primeiro, para aqueles dois seres sem posses, sobretudo, a possibilidade do encontro por vir. Diante da possibilidade do encontro por vir, acompanhante terapêutico e acompanhado são ninguém e carregam um traço mínimo a respeito do que pode representar o encontro dos dois. Para acompanhante terapêutico e acompanhado, é somente a partir do acontecimento do encontro, depois de terem sido alterados reciprocamente, um pelo outro, que, então, eles se individuam e se constituem, como um e como outro. Esses dois seres se configuram apenas depois de o encontro acontecer.

A condição em que se dá o acompanhamento terapêutico só torna mais evidente que a constituição de si e do mundo não tem como ponto de partida nem o sujeito nem o objeto, e sim aquilo que começa a acontecer a partir da circunstância de um encontro. O grau zero do encontro que o acompanhamento terapêutico impõe permite, então, reconhecer a primazia do Acontecimento, conforme nos indica Lazzarato (2006).

Lazzarato evidencia que tanto o sujeito não é uma categoria universal e uniforme quanto o objeto, também, não é a exteriorização da ação de um sujeito anteriormente constituído. Ou, para dizer de outra maneira, os encontros e as relações não partem ou dependem nem do sujeito nem do objeto; são os encontros e as relações que constituem, geram e fazem emergir sujeitos e objetos. A situação de acompanhamento terapêutico explicita que o acompanhante terapêutico e o acompanhado não preexistem unificados: ambos são só-depois, eles são aquilo que se produziu neles depois de terem sido atravessados pelo encontro com o outro; ambos não são as produções do reconhecimento que um, supostamente já existente, faz do outro a partir da ação de ir encontrar o outro.

Dois corpos que se encontram não são duas unidades fechadas: dois corpos não sabem antes o que realizarão reciprocamente um sobre o outro, de modo a vir constituir, por interpenetração, o Si de cada um; nem sabem o que se realizará entre eles dois, de modo a vir constituir o mundo ao qual ambos pertencem. Portanto, o Si mesmo de cada corpo existe apenas na interpenetração com outros corpos que se constituem reciprocamente; ao mesmo tempo que é constituído pelo mundo, constitui o mundo. O mundo e a pólis são constituídos, passo a passo, com o que se constitui a partir e depois de dois corpos se encontrarem.

Passemos a uma situação de acompanhamento terapêutico, emblemática no que diz respeito à interpenetração dos corpos constituindo mundos. Mariel,[2] uma acompanhante terapêutica, poucas semanas depois de conhecer sua acompanhada, uma moça de vinte anos, ficou sabendo que, desde os 14 anos, a acompanhada veio ampliando a paralisação da própria vida, dando a entender que foi construindo a ideia delirante, cada vez mais consistente, de que os outros percebem que ela exala mau hálito; a acompanhante terapêutica se deu conta de que a moça carrega na bolsa, o tempo todo, uma tesoura para se defender dessa ameaça que sempre a espreita em qualquer lugar. Justamente por causa dessa ameaça, depois da pequena aproximação das duas, a acompanhante terapêutica convidou sua acompanhada para passear: que andassem até a padaria para se sentar, tomar um café e conversar.

Aqui é oportuno revisitarmos a etimologia da palavra latina *passus*, que significa o espaço compreendido entre o afastamento das pernas (daí "passo"); *passum*, que significa abrir afastando, desdobrar; *passivus*, que se acha aqui e ali, espalhado, comum; e também *passus sum*, que significa sofrer, ser paciente (Houaiss & Villar, 2001, p. 2142).

Então, diante da acompanhada agora enferma de paralisia, doente de nada passar, a acompanhante terapêutica apostou nas passagens. O que a acompanhante terapêutica põe em funcionamento com essa proposição?

A acompanhante terapêutica apoia-se integralmente na parca intimidade de seu vínculo com a acompanhada, pois percebe alguma mínima confiança já estabelecida entre as duas: para a acompanhada há alguém com quem falar sobre seu mais terrível perseguidor, e isso é precioso; para a acompanhante terapêutica,

---

2. Agradeço a Mariel Martins, Adriana Ronchetti e Gustavo Menezes pela oportunidade de compartilhar as respectivas experiências.

esta preciosidade que ela encarnou para a acompanhada lhe permite se arriscar a propor abrir a caixa onde está guardado tudo o que agride a moça. Há, portanto, o esboço de um plano transferencial que pode sustentar o processamento de qualquer acontecimento que aconteça, inclusive o fracasso, e, eventualmente, até o esgarçamento do próprio plano da transferência.

É o plano transferencial que a acompanhante terapêutica dispõe e põe em andamento. Coloca-o a passeio. Confiando na intimidade do vínculo mínimo, a acompanhante terapêutica propõe, de certo modo, que ambas levem o mau hálito para transitar pelas ruas da cidade. Com isso, o que existe entre a acompanhante terapêutica e a acompanhada vai se distribuir em várias outras proporções. Ao se sentarem à mesa da padaria em que ingressam, as outras mesas e as pessoas das mesas estabelecem proximidades e distâncias diversas em relação à mesa das duas. A acompanhante terapêutica experimenta a padaria toda como se fosse um cenário. Tanto as pessoas nas mesas quanto o garçom que vem perguntar o que elas querem, aproximando-se e distanciando-se, e até a televisão falando lá de cima, todos constituem uma espécie de círculos relacionais excêntricos que se distribuem imediatamente nesse cenário, como a poeira dos anéis de Saturno. Esses circuitos relacionais são múltiplas superfícies da realidade que entram em relação e atravessam o ponto para o qual voltamos nossa atenção, o ponto em que acompanhante terapêutica e acompanhada estão juntas, sentadas, experimentando conexões. Assim, a acompanhante terapêutica dispõe o plano transferencial que sustenta com a sua acompanhada e novas relações de produção com outras superfícies da realidade que as envolve vão se constituindo, algumas mais próximas, outras mais distantes.

Multiplicam-se as fronteiras. Ou melhor, a fronteira de dois, que vai se constituindo entre a acompanhante terapêutica e a acompanhada, ganha dimensões a mais quando a dupla experimenta fazê-la passear por outras superfícies que não apenas a superfície da relação a dois. É semelhante à queda de um Muro em Berlim, mas sem unificação! A fronteira entre as duas *Alema-*

nhas torna-se porosa. O aumento das passagens entre cada uma das Alemanhas produz mais mistura e aumenta a multiplicidade de formas em que ambas vão se alterando. Entretanto, não são apenas as duas Alemanhas que se alteram, é o mundo todo que não é mais o mesmo. A França não é mais a mesma, nem a Rússia, nem os continentes, nem, quando o mundo retorna alterado em um segundo tempo, as próprias Alemanhas são mais as mesmas. Pólis polimorfa, arquipélago.

Esse mapa do mundo é igualmente o mapa do corpo. A multiplicação polimorfa das fronteiras corresponde também às zonas erotizadas pela libido. Cada poro da pele é uma zona de fronteira, uma boca. Certamente, a acompanhada de Mariel tem motivos para ter levantado uma barreira, vedando seus poros por onde nada mais passará; e ter chamado esta pele-muro de "mau hálito". Então, como a acompanhante terapêutica começa o tratamento dos porquês desta pele-muro? A acompanhante terapêutica mobiliza os processos de atualização de tal paralisação. Mobiliza processos já a partir do próprio encontro entre as duas. Mas a acompanhante terapêutica não se restringe aos processos disparados entre elas: também mobiliza os processos disparados pelas conexões que existem nas duas com o resto do mundo (e no interior do qual se inclui a conexão particular entre as duas). Utiliza as muitas superfícies da realidade.

Por isso, a experiência constante de estar fora das quatro paredes das diversas instituições de saúde mental, e saber-se mergulhado na variedade de estímulos que envolvem aqueles que transitam pela cidade, põe em cheque o pensamento que considera o encontro entre dois indivíduos uma aproximação entre duas individualidades preestabelecidas e resguardadas nas identidades em--si-"mesmadas". Essa característica que se explicita com a clínica do acompanhamento terapêutico, de estar lançado no mundo, de habitar o mundo e, no mundo, fazer mundos possíveis, sobretudo o mundo "interno", fortalece o pensamento que pensa a composição polimórfica, simultaneamente, de cada um e do mundo.

Embora tal pensamento fique mais evidente nos espaços públicos e abertos, como esse da padaria, algo semelhante ocorre nos espaços mais fechados, privados, por exemplo, no espaço interior de uma família. Tomemos, agora, uma outra situação de acompanhamento terapêutico, com Adriana, outra acompanhante terapêutica.

Adriana foi chamada como acompanhante terapêutica para atender uma garota de doze anos que, tomada pelo pânico, deixara de ir à escola há alguns poucos dias, refugiando-se em seu quarto, do qual já quase não saía mais. Na primeira ida à casa da garota, depois de um breve contato com os pais, no corredor que dá acesso aos quartos, através da porta fechada, a acompanhante terapêutica tentava estabelecer algum contato, o menor que fosse. Tudo extremamente difícil. Sempre através da porta, as primeiras tentativas de diálogo foram frustradas; as perguntas da acompanhante terapêutica foram deixadas ao silêncio ou rebatidas com eventuais monossílabos. Quando finalmente a garota permitiu algum acesso, um esboço de conversa aconteceu. Cheia de hesitações, a garota balbuciou uma pergunta, e a claudicante conversa foi, resumidamente, a seguinte:

– Você é psicóloga?
– Sou... Mas não sou... – Adriana respondeu ambivalente, pensando que ali ela era acompanhante terapêutica e querendo assinalar que ela não era uma psicóloga qualquer, pois se propunha a conversar ali mesmo, inclusive com a porta entre elas.
– O que você quer aqui?
– Falar com você – disso Adriana tinha certeza.
– Sobre o quê?
– ... Não sei bem... – vacilou Adriana, que sabia que a garota estava vivendo uma situação de sofrimento, mas não imaginava por qual porta elas poderiam entrar nessa questão.
– Não sei se vou gostar de falar com você.
– Eu também não sei – novamente, uma pequena certeza.

Depois de algumas dessas perguntas e respostas, por onde escorria principalmente a indeterminação, tudo permeado por grande insegurança, uma frase mais definida da acompanhante terapêutica:
– Eu acho que você podia tentar falar comigo e, se não gostar, eu não volto mais aqui.
Sabe-se lá por quais relações de forças a favor e de forças contra o encontro, mas, em certo momento, a garota abriu a porta para a acompanhante terapêutica. Ambas conversaram mais um tanto já dentro do quarto e, então, a garota deu à acompanhante terapêutica, e a si mesma, uma segunda chance, combinando uma nova ida da acompanhante terapêutica à casa da garota. A partir daí se iniciou o trabalho de acompanhamento terapêutico. Não falaremos deste trabalho, e sim da pergunta que a garota dirigiu à acompanhante terapêutica, um ano mais tarde, quando havia muita intimidade entre as duas:
– Adriana, você sabe por que resolvi deixar você vir de novo depois daquele primeiro dia que você veio em casa?
– Não.
– Porque eu pensei: "Ih! Essa daí está mais perdida do que eu...".
Também não nos deteremos nessa posição da acompanhante terapêutica que pode se deixar ficar perdida como posição muito fértil para constituir o plano transferencial. Ressaltaremos a angústia da acompanhada – que na época tinha pavor, inclusive, de brincar – como vetor maior de fabricação desse plano transferencial para a intervenção da acompanhante terapêutica. Winnicott (1971), na trilha de Melanie Klein, já nos alertou para a gravidade dessa condição em que não há capacidade de brincar. Foi por isso que a acompanhante terapêutica, sustentando seu estado de ficar perdida, começou a investir o brincar, propondo brincadeiras com a garota, primeiro no quarto e, logo depois, na sala da casa da família.
A acompanhante terapêutica sabia que a simples chegada na casa da acompanhada já mobilizava e convocava os familiares. A acompanhante terapêutica percebia a casa toda da acompanhada, com todos os parentes, como cenário de interpenetrações constituindo mundos possíveis. Porém, quando a acompanhante

terapêutica e sua acompanhada foram jogar na sala, e os parentes da garota passaram a ser atravessados mais intensamente pela condição tanto da garota quanto do tratamento, essa composição polimorfa de cada um ganhou nitidez.

Na medida em que o vínculo entre acompanhante terapêutica e acompanhada se constituía, a acompanhante terapêutica se envolvia cada vez mais nas brincadeiras. Na sala, uma considerável parte da acompanhante terapêutica se sentia um tanto constrangida, pois ela se imaginava como alguém de treze anos, se tanto, sendo vista pelos "adultos" em plena diversão com a outra menina. Estava no cenário da família.[3] Sentia como que houvesse vários círculos às suas costas, aqueles anéis da poeira saturnina a que me referi antes. Esses círculos relacionais, que se afastavam progressivamente excêntricos, correspondiam mais ou menos ao circuito dos pais, ao circuito dos irmãos, ao circuito da empregada, do cachorro, dos avós, até chegar ao circuito dos amigos e dos parentes mais distantes. Todos esses anéis de olhares a observavam.

Porém, essa espécie de vergonha que a acompanhante terapêutica sentia, aos poucos, deu lugar a outra sensação: quase por uma inversão de direção, a acompanhante terapêutica passou a pensar que aquele contentamento experimentado entre elas duas funcionava para contagiar os pais e os irmãos da garota. Elas eram uma parte de um cenário que se estendia por toda a casa, e a família estava rompida com a dimensão criativa da garota, daquela que podia inventar e se divertir com as próprias brincadeiras.

Então, a acompanhante terapêutica imaginou que uma janela se abrira em suas costas, através da qual as duas começaram a lançar as angústias e as descobertas experimentadas nas brincadeiras. A acompanhante terapêutica buscava que os outros da família se deixassem ser tocados por aquela vivência das duas, que não era exclusivamente delas. Assim, de alguma maneira, os familiares também afetados, poderiam reconhecer, nessa garota, a angústia da menina, da filha, da irmã, da neta deles. Através do corpo

---

3. O "praticável-família", ou o "penetrável-família", poderíamos acrescentar.

da garota e do acompanhamento da acompanhante terapêutica, brincando na sala, as duas constituíam este cenário em que se colocava em andamento uma angústia que pertencia a toda família.

Como na primeira situação de acompanhamento terapêutico citada, a acompanhante terapêutica escuta com todas as partes de seu corpo, escuta com o ouvido e o pensamento, com o peito, a barriga, escuta andando, escuta fazendo. A acompanhante terapêutica se põe integralmente mergulhada no ambiente no qual a acompanhada está, se dispondo dentro desse ambiente como uma das protagonistas de uma cena. Por isso falo de cenário – ressaltando, entretanto, que nesse cenário não há representação (pois não existe uma peça prévia a ser encenada) nem teatro (pois estamos no espaço da acompanhada e na cidade). Se Freud descobriu, com as histéricas, a transferência por meio da escuta das associações livremente rememoradas e faladas, inaugurando, assim, a psicanálise, aqueles acompanhantes terapêuticos que são herdeiros dessa escuta reconhecem o mesmo plano transferencial, porém em outra dimensão da fala e da escuta. A escuta é volumétrica, tridimensional e ambulante. Na situação de acompanhamento terapêutico há, sobretudo, deslocamento do corpo que age – ao mesmo tempo que descreve uma forma de si no espaço e um desenho do espaço de um cenário localizado na cidade. Na situação de acompanhamento terapêutico, as associações são construídas com a matéria da linguagem e, também, com a materialidade das movimentações dos corpos. Tudo isso vai desenhando, à medida de sua movimentação, o espaço de um acontecimento.

Para concluir, escolhemos refletir a respeito de uma situação bastante particular: a dos moradores dos serviços residenciais terapêuticos, um equipamento da rede pública de saúde mental que começa a constituir nosso cotidiano na cidade e também nossa prática de acompanhamento terapêutico, em consequência da implementação crescente destes serviços substitutivos que respondem ao progressivo fechamento de hospitais psiquiátricos.

A inauguração dos serviços residenciais terapêuticos tem anunciado novas maneiras de habitar, formas inusitadas de conviver, outras concepções de família.

Gustavo é acompanhante terapêutico de um senhor, morador de um desses serviços residenciais terapêuticos. Em determinada saída de acompanhamento terapêutico, Gustavo voltava emocionado de um encontro que seu acompanhado tivera com uma irmã que ele não via há muitos anos. O acompanhante terapêutico e o acompanhado haviam se preparado por algumas semanas entre contatar a irmã – que vira o irmão muito eventualmente enquanto ele esteve internado no hospital psiquiátrico – até combinar uma visita à casa dela. No retorno emocionado daquela visita, caminhando ao lado do acompanhado, o acompanhante terapêutico pensava em toda a saída, na simbólica garrafa cheia de café, que aquele senhor embrulhou silenciosamente em jornal na hora de sair de casa. Só quando haviam chegado à casa da velha irmã, o acompanhante terapêutico descobriu que aquele café era um presente do acompanhado para a irmã. O acompanhante terapêutico se surpreendeu ainda mais quando, no final da visita, a irmã renovou o café, colocou-o na mesma garrafa e também a embrulhou em outro jornal. Descobriu o que parecia ser um antiquíssimo ritual familiar que os irmãos mantinham entre si desde sabe-se lá quantos anos. O acompanhante terapêutico escutava, através da gestualidade desse ritual completamente silencioso, o acompanhado contando uma parte da história dele que não sucumbira.

Mas as surpresas ainda não tinham terminado para o acompanhante terapêutico. Já próximos da residência terapêutica, ao passarem diante de uma oficina mecânica, um jovem sujo de graxa abriu os braços e veio ao encontro do senhor João, e gritou para ele:

– Vô!

O acompanhante terapêutico espantou-se, mas o rapaz já havia convidado o "vô" para entrar na oficina.

– Vem aqui tomar um copo d'água, vô – disse o rapaz.

O acompanhante terapêutico seguiu os dois. O encontro foi breve. Os dois conversaram um pouco, e logo o acompanhado fez menção de sair, a fim de seguir com o acompanhante terapêutico o caminho de volta para casa.

Já na calçada, o acompanhante terapêutico perguntou para o acompanhado:

– Quem é ele?

Ao que o acompanhado respondeu:

– Também não sei!

Então, nós, acompanhantes terapêuticos, vamos considerar que há neste diálogo uma família do acompanhado, que ele e seu suposto neto organizam juntos na calçada do bairro?

Nós estamos habituados a pensar em uma família que já ficou predeterminada, conforme nossas famílias mais ordinárias. Porém, esquecemos que essa família – que hoje se naturalizou como a coisa mais óbvia do mundo –, essa família foi inventada e será desinventada no futuro. Nós costumamos tomar a família como um universal inquestionável, e nós nos acostumamos a pensar que nos constituímos psiquicamente como sujeitos referidos a esta família então eternizada, uma mãe, um pai, os irmãos... Como se nossa edipianização fosse, para sempre, decorrência desse universo único e desse modelo trans-histórico. Primeiro, construímos a ideia de um "Édipo" gestado no interior dessa família, eternizamos esse sujeito familiarizado, e, em seguida, pensamos um tratamento para tais sujeitos. Assim, ao tratarmos, tendemos a sujeitar nossos acompanhados a uma organização psíquica que combina com essa familiarização modelar, como se ela fosse invariante.

Quando o acompanhado de Gustavo revela para o acompanhante terapêutico a existência de uma família que se constitui ali na calçada, ele nos convida a pensar na existência de famílias sem descendência, de famílias sem filiação. O acompanhamento terapêutico torna-se um campo fértil para pensar que há também famílias – um avô, um neto – que ganham esse nome porque articulam dois delírios individuais no espaço comum da cidade.

O acompanhante terapêutico sabe que pode haver um encontro verdadeiro em uma relação inventada por um neto, que inexistia, com um avô que sequer teve um filho antes e que nunca foi pai. Se o acompanhante terapêutico cingir-se à psicanálise ou às psicologias e, acomodado em uma vontade de exercitar a psicanálise ou as psicologias, transpô-las mecanicamente para além das tradicionais quatro paredes, então, provavelmente ele pensará com o acompanhado nos filhos que o acompanhado não teve, pensará as maternagens da mãe e as paternagens do pai, estará atento às repetições das marcas que constituem o antigo já vivido dele. Assim, o acompanhante terapêutico privilegiará o aprofundamento da individualização do acompanhado como sujeito individual. Aqui, o sentido dominante será aprofundar, interiorizar, por separação e encolhimento em relação ao exterior.

Porém, se o acompanhante terapêutico estiver conectado nos modos como os moradores da cidade se articulam com as coisas da cidade, se estiver sensível a essa dimensão "horizontal" das formas de habitar a cidade, esse acompanhante terapêutico intervirá para que esse senhor fortaleça a relação com seu neto recém-descoberto. Investindo essa familiaridade sem descendência nem filiação, que surge como acontecimento no espaço da cidade, o acompanhante terapêutico torna-se parteiro da relação entre um avô e um neto que acabam de nascer simultaneamente. Nesse instante, o acompanhante terapêutico é o porteiro que pode abrir a porta para a existência de uma relação jamais imaginada, até então impossível tanto para esse senhor sem filhos quanto para o jovem mecânico que não sabe muito bem quem é aquele velho com seu embrulho de jornal. Ali, compõem e multiplicam as famílias.

Diante da crise da família nuclear tradicional, que hoje parece progressivamente perder sua força de sozinha constituir valores, talvez esse senhor e seu neto anunciem outras novas maneiras, maiores, de constituição de nossas familiaridades. Por um lado, esse senhor e seu neto denunciam como vivemos na tendência de nos isolarmos em mundos fechados, talvez nos restringindo em universos mínimos que podem nos fazer sentirmos mais iguais. É uma "forma-familinha" triste, que encontra sua força diminuindo-se no Mesmo e no Mínimo. Por outro lado, esse senhor e seu neto anunciam para nós que, se abrirmos a forma--família, amizades podem ser travadas entre desconhecidos no espaço comum da cidade.

Gostaríamos, então, de pensar que o acompanhamento terapêutico não precisa se limitar necessariamente a uma simples aplicação de psicanálises e psicologias fora dos consultórios e dos equipamentos de saúde mental. Gostaríamos de pensar que podemos abrir as portas de nossas famílias, inclusive nossas famílias teóricas, não apenas do quarto até a sala como fez a garota a que nos referimos, mas para fazermos entrar outras famílias de nossas famílias.

O anúncio feito por esse senhor e seu neto indica que o acompanhamento terapêutico pode sintonizar com essas aberturas trazidas pela própria prática do acompanhamento terapêutico para tomá-las como oportunidade de trabalhar e reinventar, permanente e simultaneamente, redes individuais e redes coletivas.

PARTE III

CAMPO

Comunidade de nossas experiências

Atualmente, o campo do acompanhamento terapêutico é um campo que parece estar se expandindo. As vontades e os esforços de organizar esta clínica aproveitam as oportunidades de teorizar os efeitos de uma prática que convive com as vicissitudes próprias das psicoses. Ao longo dos anos de trabalhos, atendimentos, intervenções, supervisões, reuniões e discussões, envolvendo os praticantes desta clínica, tudo isso vai constituindo o acompanhamento terapêutico como um campo que é, ao mesmo tempo, efeito de seu próprio ambiente e de sua própria atmosfera.

Este texto foi apresentado em dezembro de 2011 por ocasião da I Jornada de Acompanhamento Terapêutico e Instituições – Processo e Ferramentas, promovida em conjunto pelo CAPS Prof. Luís da Rocha Cerqueira (Itapeva) e pelo Projeto Humanitas.

Aqui, o texto pretende aportar elementos, a nosso ver primordiais, quando se trata de pensar a natureza do campo comum aos acompanhantes terapêuticos. A reunião das vontades e dos esforços que buscam formular cada vez mais amplamente esta prática particular e, como consequência desta prática, buscam experimentar teorizações desta clínica, convidam-nos a pensar, ao mesmo tempo, nas múltiplas formas de reunião que vão tecendo este campo comum.

Para abordarmos algumas possíveis relações entre o acompanhamento terapêutico e as instituições de saúde mental, podemos investigar tanto as relações que o acompanhamento terapêutico estabelece com as instituições de tratamento quanto os movimentos de institucionalização do próprio acompanhamento terapêutico.

Na maior parte das situações de que temos notícia, desde seu início nos anos 1980 até hoje, na cidade de São Paulo, as articulações do acompanhamento terapêutico com as instituições reservam ao acompanhamento terapêutico, invariavelmente, um lugar que prima pela exterioridade em relação à instituição. Quando o acompanhamento terapêutico não ocorre exclusivamente sob a condução do acompanhante terapêutico, e sim em composição com uma instituição, ou quando o acompanhante terapêutico não faz parte da equipe institucional e se encontra com ela em momentos específicos a fim de tecer o trabalho que fazem simultaneamente, ou o acompanhante terapêutico pertence à instituição e constitui um grupo que não faz parte da equipe que trabalha no interior da instituição, e existem momentos em que estes dois conjuntos se encontram para compartilhar o trabalho que fazem simultaneamente. Quanto mais esta trama de compreensões recíprocas é tecida, mais tratamento pode se desdobrar.

São bem mais raras as situações em que os acompanhantes terapêuticos são parte do todo da equipe de uma instituição e realizam o acompanhamento terapêutico como uma entre outras diversas terapêuticas da instituição, dissolvendo-se, assim, no conjunto das intervenções institucionais.

Gostaríamos de ressaltar, aqui, esta dimensão de *exterioridade* que o acompanhamento terapêutico foi constituindo ao longo dos anos de sua invenção.

É intensa a marca de que o acompanhante terapêutico "faz junto" a outros terapeutas, tendo vindo de outro lugar, separado, estranho à instituição. Ou melhor, tanto para o acompanhante terapêutico quanto para a instituição, o imaginário de "fazer junto" está, a princípio, pouco pressuposto no trabalho do acompanhamento terapêutico, constituindo-se de forma muito distante daquela imaginarização quase imediata de "fazer junto" que o trabalhar constante em equipe produz à medida que vivemos no interior de uma instituição – pois o estar dentro da instituição provoca a sensação de que o "fazer junto" é um dado já eternizado.

Esta exterioridade do acompanhante terapêutico em relação à instituição, esta defasagem de não fazer parte-dentro, designa um lugar para o acompanhante terapêutico em que lhe é exigido trabalhar circundado por duas figuras bastante próximas que eventualmente se misturam: a figura da exclusão e a figura da alteridade. Na exterioridade, muitas vezes, aquilo que é da ordem da alteridade acaba encoberta e evitada pelos estigmas da exclusão. O acompanhante terapêutico experimenta as vicissitudes da exclusão – próprias da situação psicótica, que faz do outro um inexistente, um preexistente, ou ainda, um existente do *pré*. É sob o manto deste encobrimento que o acompanhante terapêutico deve operar para extrair desta capa de exclusão – que uniformiza todas as vicissitudes da alteridade – algo que seja pessoal, particular do acompanhado, algo que faça conceber o outro como um existente.

No que diz respeito a este descobrimento da alteridade, a posição de estrangeiridade – que é consequência deste não fazer parte-dentro – é fértil no sentido de estabelecer um vetor importante para guiar o trabalho de enfrentar o desaparecimento do sujeito, que é característico do adoecimento psicótico. Deixar-se ser estrangeiro – o acompanhante terapêutico aprende muito disso na reciprocidade cúmplice com que se vincula ao acompanhado – é uma das ferramentas que permitem ao acompanhante terapêutico distinguir da exclusão aquilo que é, na verdade, alteridade do outro.

Diante do silenciamento e da indiferenciação que o adoecimento instala, a exigência que o acompanhante terapêutico enfrenta de trabalhar e tecer uma maneira de como fazer-parte na sua relação com a instituição, isso reverbera junto ao acompanhado e põe em andamento todo o processo de tratar. Por causa de sua exterioridade, esta operação de fazer-parte que o acompanhante terapêutico deve construir e constituir na relação com a instituição age em eco com outra "exterioridade", a saber, a posição de exclusão e de desaparecimento próprios ao adoecimento psicótico.

Embora não seja nem natural, nem óbvia, nem dada a princípio, há uma potência nessa exterioridade que desejamos ressaltar. É preciso explorar as potências desse não fazer parte-dentro, dessa condição de estrangeirice, essa dessimetria, essa distância, esse pertencimento sem filiação. Nas relações institucionais, essa dessimetria, essa separação, mobiliza a escuta recíproca uns dos outros, como alteridades que fazem junto. É um estranhamento que faz mexer o empedramento da exclusão, o aprisionamento no sujeito-tipo, abrindo outros modos, outras formas de imaginar e compreender o humano.

Mas é fundamental entender essa exterioridade, essa estrangeirice e essa distância como uma das coisas mais características da experiência da loucura e como uma coisa mais ampla do que o estreitamento causado pelo adoecimento psicótico. Foucault (1961) insiste em destacar que nesse estranhamento há uma dimensão "louca", que nada tem a ver com a doença mental. Foucault se apoia nesta afirmação para extrair daí sua posterior reflexão sobre o contemporâneo, a partir de meados dos anos 1970, quando começa a se desenvolver por, poderíamos dizer, linhas "esquizo" de subjetivação.

Pois é algo desta dimensão que desejamos propor aqui: pensar sempre a partir dos efeitos de nossas experiências com a loucura, pensar a partir do que a psicose nos obriga a viver, como ela se impõe em nós, acompanhantes terapêuticos, e como ela abre para nós outros sentidos do próprio acompanhamento terapêutico. Trata-se de investir o pensamento em que a loucura e a psicose não sejam figuras da exclusão, e sim guias de outros mundos possíveis, "outramentos". A loucura como o que põe em processo a invenção destes outros mundos – abrindo-nos para pensar outras organizações, outros corpos e outros pensamentos – e a psicose como o adoecimento dessa possibilidade, como a impossibilidade de criar outros mundos, como depósito dos restos desta criação impedida.

No que diz respeito à psicose, Freud afirmou haver sempre uma verdade no delírio e uma cisão no sujeito. Impulsionados pela proficuidade desta afirmação, alguns psicanalistas teorizaram uma espécie de inconsciente a céu aberto e, talvez mais precisamente, um tempo do originário – de que falam Aulagnier (1979) e Oury (1998). A partir disso, diversos psicanalistas se orientaram para conduzir os processos analíticos de maneira a favorecer a integração do sujeito em direção a uma integração individual que a insuficiência materna não constituiu ou, senão, se orientaram para acompanhar a construção delirante em direção a uma específica metaforização ao redor da ordenação paterna que antes resultou excluída ou, ainda, se orientam na direção de uma temporalização do tempo que não passa.

Aqui, desejamos fazer outro desvio e pensar a influência da psicose em nós, acompanhantes terapêuticos, quando tratamos a psicose como a configuração que se constrói por efeito das insuficiências da função materna e da função paterna e que, por causa desta insuficiência, acalenta e gesta na barriga de seus processos, psicóticos, o sonho de assentar, como propõe Deleuze (1997a), "uma 'função de universal fraternidade' que já não passa pelo pai, que se constrói sobre as ruínas da função paterna" (p. 91). Desejamos pensar a influência da loucura e da psicose quando, porque ela não é amarração central em torno de um eixo unificador, ela é também o sonho de fazer circular, para aquém e para além de Deus, uma amizade dos irmãos – que faz da mulher uma irmã e do homem um irmão, segundo uma política autônoma, de aliança móvel e de vizinhança instável, como insiste Deleuze (1997a). Dizemos aliança como aquilo que substitui a filiação, a consanguinidade, o pertencimento; e digo vizinhança como aquilo que substitui a identificação, a reprodução, a imitação.

Quando a maternidade e a paternidade são um vazio, um nada, como escreve James Joyce, haverá uma zona suspensa na espera paciente do acontecimento, aberta a todos os processos que possam nos acontecer, uma zona de indeterminação que vai sendo ocupada por relações que chamaríamos de "fraternas" – o irmão e a irmã. O vínculo fraterno é um que não supõe a união de uma família natural, nem a sensação comunial de pertencer a uma instituição; ela considera o fragmentado e, no fragmento, o cada um, o Homem só. Nesta amizade dos irmãos que a experiência da loucura e da psicose mobilizam – uma vez que desnaturalizam a filiação e reabrem o pertencimento –, somos dessimetria e distância em busca de composições de uns em relação aos outros.

Portanto, nesta política da amizade que os processos psicóticos provocam, não se trata tanto de transferências de amor, e sim de afetos de simpatia: sentir em consonância, estar-com, estar-em-comum. Não se trata de relações de filantropia paternal, muito menos de relações de caridade, mas de relações de confiança – quero dizer com isto, crença no heterogêneo, no plural, em qualquer um, em si mesmo, no outro e no vir a ser do mundo. É como escreve D. H. Lawrence (1923), igualmente citado por Deleuze, em seu elogio à América que Walt Whitman desbrava: contra a fusão das almas em nome da harmonia, do amor e da caridade, contra a moral religiosa da salvação, o Único, o Todo, e também contra as particularidades que opõem o homem ao homem e alimentam uma desconfiança irremediável, resta a originalidade de cada Homem, ou seja, o som que cada Homem singular emite quando põe o pé na estrada.

> A grande casa da Alma é a estrada larga. Nem céu, nem paraíso. Nem "acima", nem mesmo "dentro". A alma não está "acima" nem "dentro". É um viandante a caminho pela estrada larga. [...] Cruzando-se na estrada com todos os outros viandantes. E como? Como cruzar-se com eles, e como passar adiante? Com simpatia, diz Whitman. Simpatia. Não diz amor. Diz simpatia, Sentir com. Sentir em consonância com eles como eles sentem em consonância consigo mesmos (p. 25-26).

Trata-se, diz Lawrence, de uma moral da vida em que a alma só se realiza quando dá seus passeios, quando empreende sua viagem encarnada, exposta a todos os contatos, sem tentar salvar outras almas, desviando-se do que é autoritário demais ou gemente demais, formando acordos/acordes mesmo fugidios e não resolvidos, sem outra realização que não seja a liberdade.

Podemos perceber que se trata de dois âmbitos genéricos, distintos, que utilizamos aqui para fazer correspondência às experiências com a psicose. Um primeiro que chamaríamos de âmbito das relações de poder: poder refazer algo do materno ou do paterno, seja na regressão primária, seja na progressão significante, de maneira que se inclua algo que ficou desintegrado ou foracluído. Aqui, as figuras da inclusão fazem par com as figuras da exclusão, ambas sempre referidas a um universo que se mantém convergente, com tendências à um organizador centralizante, e do qual se é posto ou dentro, ou fora. É o universo da mãe fálica e do pai terrível que se confundem com a lei que confere ao filho seu estatuto de sujeito.

Seja por uma preocupação materna, seja por uma autorização nos dogmas paternos, estamos sempre em relação a uma ideia invariante de sujeito filiado a um Outro que o antecede. Nesta invariância, o único movimento é em relação ao lugar que o sujeito ocupa: estar incluído ou estar excluído. Faz lembrar aquelas listinhas *"in/out"* que eventualmente aparecem nos cadernos de cultura dos jornais e das revistas *in*. São relações de poder porque privilegiam o Um a partir da universalidade.

Um segundo âmbito que chamaríamos de âmbito das relações de potência: sobre as ruínas do materno e do paterno, a operação é de buscar fazer o universo já constituído estender-se, extensiva e intensivamente, até esse mundo absolutamente estranho e desconjuntado que foi ficando excluído enquanto adoecia. O mistério aqui é como o universo maior pode se avizinhar deste mundo impertinente e se compor com ele; a aposta é de que este universo maior possa ser desdobrado por este mundo impertinente, possa ser alterado por ele mais do que alterá-lo. Portanto, relações de potência porque elegem o Múltiplo a partir da fragmentação.

É justamente esta dupla dimensão do poder e da potência que nos leva a pensar o acompanhamento terapêutico como um dispositivo, pois o dispositivo também carrega esta dupla dimensão de poder e potência em que estão presentes as tendências ao concêntrico e assujeitante e as tendências ao excêntrico e subjetivante.

Segundo Foucault (1977), o dispositivo é a rede que vai se constituindo por meio da articulação de espaços, ações, práticas e discursos. É um emaranhado de linhas que se fendem, se cruzam, se afastam, podendo funcionar como dispositivo concêntrico (de poder) ou como dispositivo excêntrico (de subjetivação). No primeiro caso, as forças do poder agem ordenando as linhas do saber, a fim de instaurar uma "nova" verdade que disciplinará os sujeitos em torno de um referente superior e central. Por exemplo, o dispositivo manicomial que é uma máquina de emitir a luz que ilumina e faz aparecer o corpo do louco, atrelada a determinada maneira de dizer que é característica da psiquiatria e seu discurso da doença mental. As forças poderosas desta máquina agem fabricando uma "nova" verdade que cria sujeitos no processo mesmo de seu assujeitamento: indivíduos livres, porque docilizados pela normalização das certezas "psi".

No segundo caso, as forças do poder ultrapassam-se, transformam-se em outras forças – em potências – e agem lançadas no desconhecido: curvam-se, dobram-se sobre si mesmas, e fazem surgir, em pontos indeterminados, novos territórios do Si, outros mundos. Estas ultrapassagens em que as forças se transformam em potências, excêntricas, não constituem mais um dispositivo de poder; elas disparam processos de subjetivação – seja de objetos, seja de sujeitos. Entre eles está, por exemplo, o dispositivo do acompanhamento terapêutico, que é uma máquina de aproveitar situações – ou às vezes fabricá-las – a fim de agenciar conexões, geralmente inusitadas, de sujeitos desmundados. Conhecemos estes sujeitos que mantêm, em relação ao universo das coisas e das pessoas, um estranhamento à flor da pele; como se estivessem, à maneira de Bartleby, o escriturário de Melville (1853), dizendo "eu prefiro não" para qualquer coisa da vida; e dali não saíssem, permanecendo à espera do inesperado.

É uma espécie de resistência. Muitas vezes, o desajustamento geral que este resistente "eu prefiro não" necessariamente provoca, gera imobilidade e causa sofrimento, desabamento ou nadificação; então, estes sujeitos psicotizam. Aí, o dispositivo acompanhamento terapêutico pode fazer funcionar as mesmas forças de resistência do "eu prefiro não", mas em outra direção: recuperar o simples e o menor, aproveitar cada poro da cidade e penetrá-lo, experimentar concretizações, compor pedacinhos da vida cotidiana, fazer com esses fragmentos e com essas fragmentações uma curva e uma dobra, um território existencial, ímpar, claudicante, desigual.

Se chegamos até este ponto avançado em que nos aventuramos a indicar possibilidades de pensar o acompanhamento terapêutico como dispositivo, é sinal de que então já nos deslocamos e passeamos pelos movimentos que semeiam e engordam a institucionalização do próprio acompanhamento terapêutico. Supomos que entre os muitos acompanhantes terapêuticos, exista quem pense o acompanhamento terapêutico como terapêutica, como intervenção, como função, como profissão... Neste ponto, já caminhamos em pleno território de problematizar e compor as várias arestas do campo do acompanhamento terapêutico. Estamos no terreno de muitas conversas.

Agora, nosso maior desejo é o de buscar mais alguns elementos, justo aqueles que nos aproximam pelo que nos é comum, para que possamos explorar isso que é nosso campo comum. Mas o que é o comum?

Quando pensamos o Comum, pensamos em comunidade.

Recordamos a presença antiga desta noção de comunidade em Lacan. Em 1953, ainda membro da Associação Psicanalítica Internacional (IPA), Lacan (1953) perguntava-se qual a finalidade de uma sociedade de analistas, para responder imediatamente que ela servia para "manter o princípio da comunidade de nossa experiência" (p. 61); ou seja, haveria para Lacan um princípio (mas quem o ditou? Freud?) que fundaria a experiência analítica e conferiria estatuto para a ação dos analistas. A comunidade seria consequência deste princípio. Decorrência deste impulso, a expressão "comunidade analítica" (p. 213) ressurgiu para Lacan (1956), logo depois, em 1956, para retornar, transformada em 1967, quando, já excluído da IPA (Associação Psicanalítica Internacional), escreveu a primeira versão de sua Proposição no ato de fundar a sua Escola. Posto nesta exterioridade da exclusão, Lacan (1967) retomou a noção de comunidade, que ele desejava instaurar, em oposição às sociedades psicanalíticas existentes. Então, ele se perguntou qual seria o "comum" que pode fazer comunidade para os analistas? E desta vez ele respondeu, sem fazer dos princípios seu ponto de partida, que o comum dos analistas é "uma comunidade das experiências cujo coração é dado pela experiência dos praticantes" que se tornaram "psicanalistas da própria experiência" (p. 2).

Foi Ferdinand Tonnies quem estabeleceu o marco que opõe comunidade e sociedade. Este sociólogo alemão, em seu livro *Comunidade e sociedade* (*apud* Miranda, 1995a), se apoia em Aristóteles e divide as vontades humanas entre *vontades naturais* – que são orgânicas e instintivas – e *vontades arbitrárias* – que são guiadas por motivações racionais e originam os ideais do homem. Com esta bipartição, Tonnies supôs haver, por um lado, a união realizada pelas vontades naturais, em que as relações entre os homens têm valor por si mesmas, não dependendo de nada exterior a elas. A esta união natural dos homens corresponde uma unidade harmônica e durável, a que Tonnies deu o nome de "comunidade".

Por outro lado, nas circunstâncias em que predominam as vontades arbitrárias, em que os homens se unem motivados por finalidades exteriores constituindo um conjunto artificial e mutável, regulado por um emaranhado de interesses individuais, a isto Tonnies chamou de "sociedade". Podemos perceber que basta esta ação arbitrária da razão – que impõe finalidades exteriores àquela unidade natural – para que a comunidade desapareça, dando lugar à sociedade.

Esta primeira formulação da comunidade como uma organização resultante da natureza gregária dos homens foi sendo confrontada com outras proposições contemporâneas, reunidas por Pelbart (2003), cujo percurso seguimos.

Jean-Luc Nancy vasculha as ideias de comunidade, mas para pensá-la como uma espécie de saudade. Em seu *A comunidade inoperante* (1986), Nancy relembra esta tradição sociológica em que a comunidade é aquilo que a sociedade desfez. Para esta tradição, onde há sociedade, a comunidade foi desativada. Tal destruição fica evidente, sobretudo, nas sociedades industriais, por seus efeitos de atomização individual, a cidade, o Estado. Segundo Nancy (1986), "até aqui a história teria sido pensada sob o fundo de [uma] comunidade perdida – [uma comunidade] a reencontrar ou a reconstituir" (p. 29). Essa comunidade perdida teria sido a família natural, a cidade ateniense, a república romana, a primeira comunidade cristã, corporações, comunas, instituições. Sempre a idealização de uma "comunhão orgânica" de filiações harmoniosas, de acordo com o modelo do amor e da família constituindo uma unidade e uma identidade de si como modelo a ser imitado.

Nancy entende que em cada momento da história do Ocidente há determinada nostalgia de uma comunidade desaparecida lamentando a perda de uma familiaridade, de uma convivialidade, de uma solidariedade. Trata-se sempre da perda de uma comunidade que pensa a si mesma como comunhão salvífica. E, particularmente na comunidade cristã ocidental, comunhão com o corpo místico de Cristo.

A esta nostalgia, a este desejo fusional, Nancy responde: a comunidade nunca existiu! Não existiu nem entre os índios Guayaquil, nem na cristandade, nem no espírito de um povo hegeliano. "A sociedade não veio, com o Estado, a indústria, o capital, a dissolver uma comunidade anterior" (p. 34). A sociedade tomou o lugar de alguma coisa para a qual não temos um nome – e que guardava uma comunicação mais ampla (com os deuses, o cosmos, os animais, os mortos, os desconhecidos) do que a que, hoje, o laço social faz.

> A comunidade, longe de ser o que a sociedade teria rompido ou perdido, é *o que nos acontece* – questão, espera, acontecimento, imperativo – *a partir* da sociedade. Nada foi perdido, e por esta razão nada está perdido. Só nós estamos perdidos, nós sobre quem o "laço social", nossa invenção, recai pesadamente... (p. 34-35).

Ou seja, essa moção comunial que supostamente se perdeu – a comunhão, a consanguinidade, a unidade natural –, isso que não há, nem nunca houve, é justamente o que, a partir da sociedade, constitui a comunidade. Na contramão de toda nostalgia, a comunidade só é pensável enquanto negação da fusão, do pertencimento e da identidade consigo mesma. E nós teríamos de empreender a descoberta desta espera própria de estar-perdido.

Acompanhamos estas investigações realizadas por Pelbart para afirmar que a comunidade, como coisa para a qual não temos um nome, tem por condição a heterogeneidade, a pluralidade. Ela é feita por distâncias que compõem alianças móveis e vizinhanças instáveis dos homens singulares e seus múltiplos encontros. As singularidades de cada homem operam uma interrupção, uma fragmentação, um desajuste.[1] Esta comunidade é a fraternidade de uma separação produzida pelas singularidades. Assim, se esta comunidade se contrapõe à sociedade, não é porque a sociedade destrói o espaço de relações herdadas naturalmente, como propôs Tonnies, mas porque a comunidade é o espaço da distância, da alteridade, que a sociedade, em sua dinâmica de constante totalização, procura sempre exorcizar.

Como escreve Blanchot, em seu *A comunidade inconfessável* (2013), na comunidade já não se trata de uma relação do Mesmo com o Mesmo e sim de uma relação na qual intervém o Outro como o introdutor da dessimetria. Por um lado, a alteridade infinita do Outro faz ruir qualquer identidade centrada e isolada de sujeito, abrindo-o para uma exterioridade irrevogável e interminável. Por outro lado, essa dessimetria impede que todos os sujeitos se reabsorvam em uma totalidade que constituiria uma espécie de individualidade ampliada (por exemplo, aqueles monges que se despojam de tudo para fazer parte de uma comunidade, tornando-se, ao mesmo tempo, possuidores de tudo).

É a alteridade dos singulares que, ao fazer distância, liga. "Aqui está", como conta Barthes (2003) ao recordar sua emoção maravilhada de criança quando via por cima do balcão, nas mãos da confeiteira, o doce que ele pedira chegando a ele através desta frase que condensa toda a busca dos seres uns em relação aos outros. "Estou aqui", ele anuncia à velha mãe, sempre que chega

---

[1]. Daí a artificialidade da ideia de "laço social" que se insinua na reflexão sobre a comunidade: o laço oculta todo o espaço-entre dos múltiplos encontros de homens singulares.

à casa. "Está aí?", ela sempre lhe pergunta lá do cômodo. Estar aí, "por em comum distâncias", escreve Barthes (2003), em seu *Como viver junto*.

Assim, podemos repensar a comunidade não desde esta origem religiosa, cristã – portanto, como comunhão e caridade –, mas em termos de simpatia: o "sentir com", o "estar-com", o "estar-em-comum". Estar em comum nas singularidades do qualquer um. É a instância do "comum" com todo o enigma com que Nancy (1986) investe este comum: seu caráter não dado, não disponível, separado, alteritário "e, nesse sentido, o menos 'comum' do mundo" (p. 20).

Para concluir e, mais uma vez, inspirado pelas experiências da loucura e da psicose, acredito que não se trate para nós, acompanhantes terapêuticos, de modelar uma essência institucional qualquer que seja, mas de pensar a exigência insistente e insólita de uma comunidade inominável que exista para além das especializações técnico-científicas que hoje substituíram os projetos associativos-comunistas-humanistas precedentes e para aquém das vontades de unificação que se insinuam de diversas maneiras.

Talvez uma amizade de irmãos e irmãs, uma fraternidade das experiências.

Associações e Associação

O trabalho de acompanhamento terapêutico coloca muitas perguntas para o conjunto dos acompanhantes terapêuticos. O acompanhamento terapêutico se desenvolve para atender situações cada vez mais diversas. Os acompanhantes terapêuticos pensam suas formas de organização em configurações cada vez mais variadas.
Como deve acontecer a formação em acompanhamento terapêutico? Como se autoriza? Será conveniente um estatuto legal para o acompanhante terapêutico? Como se formaliza sua figura jurídica?
Eis, uma pequena nota, escrita a partir de um episódio particular que faz parte de nossa história no acompanhamento terapêutico, para ser lida em agosto de 2008 por ocasião do I Simpósio Internacional sobre Acompanhamento Terapêutico – O Encontro Humano *promovido pela Associação de Acompanhamento Terapêutico (AAT) e realizado na Universidade Paulista (Unip), em São Paulo.*
Aqui, deixada na íntegra, esta pequena nota pessoal quer reverberar um modo de fazer a política do acompanhamento terapêutico que não se separa do modo de fazer a clínica do acompanhamento terapêutico; ou, ao mesmo tempo, quer extrair do próprio modo de fazer a clínica do acompanhamento terapêutico seu modo de fazer política.
Podemos resumir a proposição deste modo de fazer por intermédio de dois pilares freudianos: "atenção flutuante" e "associação livre". Assim, atentamente flutuante e associando livremente, queremos experimentar pensar o "futuro de nossa ilusão"...

Agradeço o convite feito pelos organizadores deste simpósio.
Ao me convidar, Kleber[1] perguntou ao telefone se eu queria e se poderia participar de uma mesa que discutisse a clínica em

---

1. Kleber Barretto, autor de um livro seminal sobre o acompanhamento terapêutico, *ética e técnica no acompanhamento terapêutico: andanças com Dom Quixote e Sancho Pança* (1988), foi, naquele momento, o coordenador da Associação de Acompanhamento Terapêutico

um evento que estava sendo organizado para determinado fim de semana. Aceitei imediatamente porque aprecio muito as oportunidades em que nos reunimos e conversamos sobre o acompanhamento terapêutico. Quando, semanas mais tarde, li que o evento se chamava "Simpósio", imediatamente pensei na forma de organização proposta no fim do ano passado pelos coordenadores do próximo congresso que acontecerá em Porto Alegre, pois ali se lançou, entre nós, a ideia de simpósios dentro do congresso.

Há dois anos, Kleber e eu fizemos parte da organização do congresso de 2006, em São Paulo. Naquele momento, o que nos orientou foi a vontade de encontro e troca. Quisemos agregar o maior número de ATS que pudéssemos alcançar, de diferentes lugares, e a maior variedade de trabalhos possível. Multiplicidade era um dos subtítulos desse congresso. Junto com a apresentação dos trabalhos, pensamos nas mais variadas temáticas que se relacionassem com o campo do acompanhamento terapêutico, organizamos diversas mesas redondas e convidamos profissionais diversos para discutir os temas que havíamos mapeado.

A vontade de encontro e troca se mantém. Mas, agora, com a ideia dos simpósios, o congresso em Porto Alegre, em preparação, amplificou um pouco mais, em relação aos congressos anteriores, a estratégia de compor o diverso no campo do acompanhamento terapêutico. Com os simpósios, a proposta pretendeu eleger as temáticas não nas comissões científicas, e sim entre todos os participantes, organizando-se mesas a partir das sugestões dos próprios participantes. Assim, pretende-se um pouco mais de experimentação em relação ao congresso de 2006 e também em relação ao congresso de 2007, realizado em Bahia Blanca. Teremos de ficar atentos aos efeitos favoráveis e desfavoráveis dessa amplificação.

(AAT) na tarefa de organizar este I *Simpósio Internacional sobre Acompanhamento Terapêutico*. Este simpósio buscou promover um momento preparatório para o III *Congresso Internacional*/IV *Congresso Iberoamericano*/II *Congresso Brasileiro de Acompanhamento Terapêutico*, que ocorreu dois meses depois, em outubro de 2008, em Porto Alegre.

Acredito que Kleber e os organizadores, ao acolherem este nome, "Simpósio", fazendo-o ressoar no título desse encontro, captaram a potência desta nova estratégia e a adotaram, apostando nos efeitos positivos desta amplificação. Este aspecto revela, portanto, a íntima conexão entre esse simpósio e o "congresso dos simpósios" que aconteceria no mês de outubro seguinte.

É nessa perspectiva preparatória para o referido congresso que me coloco para pensar um aspecto da clínica do acompanhamento terapêutico: as associações. E, para tratar desse aspecto da clínica, tomarei como exemplo uma situação vivida no campo mesmo do acompanhamento terapêutico.

No final de 2003, participávamos do *I Congresso Internacional*, em Buenos Aires, quando Kleber me cochichou sua ideia de fazer o *II Congresso Internacional* acontecer em São Paulo, em 2006. A partir dessa ideia instigante de Kleber, durante os anos de 2005 e 2006 participamos da equipe de diversos ATS que se associaram entre si para formar as comissões que iriam realizar o *II Congresso*. A Associação de Acompanhantes Terapêuticos (AAT) surgiu naquele momento não como um grupo propriamente dito, mas como a figura jurídica de fundo necessária para viabilizar os trâmites fiscais e legais sem os quais não poderíamos realizar o congresso. No momento do *II Congresso*, a equipe em si mesma importava menos que o movimento associativo entre pessoas e grupos que acabava articulando uma rede, ainda incipiente.

Meses depois, encerrado o envolvimento com o congresso, vários dos ATS que participaram dessas comissões quiseram se manter reunidos por pelo menos duas razões diferentes: uma, a de que havia um "Site AT" para ser feito e que cumpriria o intuito de estabelecer um dispositivo de articulação entre os ATS; outra razão, menos clara talvez para mim, a vontade de se constituir como um grupo de ATS.

Por esta última razão, a articulação inicial deixou de ser apenas a de uma equipe de diversos ATS que se associaram na tarefa do congresso e a AAT deixou de ser esse lugar que fora no início, de reunião circunstancial de ATS, de diversas instituições e de diversos grupos. Ao se formalizar como mais um grupo de ATS, a AAT deixou de ser uma mera figura jurídica de fundo, passando a se constituir como um grupo específico de ATS.

Por ter se constituído como um grupo de ATS entre outros, a "nova" AAT aumentou sua identidade própria e diminuiu sua amplitude associativa em relação à amplitude que tinha no momento inicial, anterior. A possibilidade de múltiplas articulações de instituições, grupos e ATS diminuiu, em favor da estabilização desta determinada configuração grupal.

Estendo-me em descrever toda esta situação da qual tomei parte porque nela eu vi variar o sentido da palavra "associação". Enquanto escrevia, confesso que fiquei um pouco temeroso ao falar destas coisas que vivi. Mas julgo importante pensar a associação nesse duplo aspecto – como associação livre e como instituição associativa. Não penso que uma seja melhor que a outra, ou que uma seja boa, e a outra, ruim. Trata-se de dois movimentos diferentes, que caminham lado a lado, que se tensionam entre si, sem nunca se resolverem definitivamente.

A ideia primeira de "associação" tem letra minúscula. Está próxima do conceito freudiano de associar-se livremente: estabelecer ligações entre elementos que vão encadeando linhas associativas, sendo que "estas linhas tecem verdadeiras redes, que compreendem pontos nodais [os nós] onde muitas destas linhas se cruzam" (p. 70), como escrevem Laplanche & Pontalis (1967). É, sobretudo, um método de investigação do inconsciente que nos coloca em sintonia e abertos para aquilo que virá do outro, coisa que não sabemos *a priori*; mas esse modo também se desdobra em uma forma de organização, por entrelaçamento de nós que vão constituindo as redes.

Depois, observei a palavra "associação" de letra minúscula, ganhar outro sentido, maiúsculo, o nome de uma instituição. A associação deixou de indicar um modo de se movimentar e estabelecer relações, e passou a ser o nome próprio de um objeto constituído – "Associação". Todos pertencemos, mais ou menos, aos nossos grupos e às nossas instituições. Portanto, cada um de nós processa seu tensionamento entre o modo minúsculo e o modo maiúsculo de associar. E a equação pessoal que cada um de nós compõe ao processar este tensionamento determina o estilo pessoal de fazer a clínica.

Encontrei uma colocação de Emilio Rodrigué que aborda exatamente esta equação entre "associação" e "Associação" – que cada um precisa resolver para si e que determinará também o modo como o terapeuta, acompanhante terapêutico ou não, participa no jogo da clínica. Rodrigué, psicanalista argentino com formação na Inglaterra, que foi se tornando baiano ao longo de sua vida e ali faleceu em fevereiro de 2008, diz:

> As instituições viram uma espécie de grande caldeirão transferencial criando fenômenos muito... Eu diria, autoritários, sectários... Agora, se uma pessoa está fora de tudo isso – e eu acho que a análise individual é indispensável –, está fora e não tem essa pressão transferencial, grupal, ela está mais livre para pensar. Nós somos os virtuosos da atenção flutuante, nossa forma de pensar, de calibrar as coisas, é sermos livre. E eu acho que nós, filhos de Freud, fora das instituições, temos mais chances de – na clínica – poder compreender o outro.[2]

Rodrigué deu esta declaração que podemos ver no documentário intitulado *Nós outros e a psicanálise*, realizado em 1995. Aos 70 anos de idade, com pelo menos 40 anos de clínica, ex-analista didata, rompido com as Sociedades e Associações Psicanalíticas, depois autor de uma surpreendente biografia sobre Freud, ele pende claramente para uma das pontas deste tensionamento, a minúscula. Sem abrir mão da "indispensável" análise pessoal, ou seja, sem abrir mão da psicanálise, ele põe em questão os efeitos problemáticos das sociedades e das associações psicanalíticas na capacidade do psicanalista compreender o outro. Fiz questão de incluí-lo nesta conversa porque a experiência deste senhor me

---

2. A citação de Emilio Rodrigué está registrada no documentário intitulado *Nós outros e a psicanálise*, realizado pelo Núcleo de Psicanálise, Cinema e Vídeo, em 1995, na Bahia, durante o *Congresso 100 Anos de Psicanálise*.

sensibiliza, me faz refletir, e sua preferência pelo fora influi no modo como tendo a pensar, também, a clínica no acompanhamento terapêutico.

Assim como se dá com qualquer comunidade que constitui um saber, a comunidade dos ATS distingue suas clínicas também de acordo com a posição que cada acompanhante terapêutico adota em suas relações com as Associações de ATS, a depender da pressão transferencial que cada Associação exerce sobre seus afiliados.

Reitero o alerta de Rodrigué (1995): "somos os virtuosos da atenção flutuante, nossa forma de pensar é sermos livres. E eu acho que nós, filhos de Freud, fora das instituições, temos mais chances de – na clínica – poder compreender o outro".

Assim, pensando nos aspectos da clínica, recoloco este tensionamento na conversa. Acredito que se pudermos manter nossos tensionamentos, será isso – a atenção aos tensionamentos – que nos fará ir adiante no desenvolvimento do campo do acompanhamento terapêutico.

Posfácio à segunda edição

Como já referimos logo na Introdução, os capítulos deste livro reúnem textos que, em sua quase totalidade, foram escritos a fim de serem apresentados em encontros, colóquios, aulas, etc. Eles se mantiveram dispersos e não foram publicados até sua primeira edição no ano de 2015. Abrangem um período de quase vinte anos: o autor fazia seu trabalho como acompanhante terapêutico desde o ano de 1982 quando o primeiro destes textos foi lido em uma mesa redonda que compôs o II Encontro Paulista de Acompanhamento Terapêutico e que data do ano de 1994. Portanto, doze anos depois de ter se iniciado na clínica do acompanhamento terapêutico. O texto mais recente que compõe esta coletânea foi lido também em uma mesa redonda, na I Jornada de Acompanhamento Terapêutico e Instituições em dezembro de 2011.

Assim, a primeira edição apresentou uma experiência que começou no século passado e que, até aquele momento, somava trinta anos de prática constante no âmbito do acompanhamento terapêutico.

Uma década se passou desde quando o último texto foi escrito. Para esta segunda edição, poderíamos acrescentar novos capítulos que captassem o que se produziu desde então. Entretanto, escolhemos manter a forma original sem qualquer alteração para deixar registrado o modo como, respirando o ar daquela época, pensávamos a clínica no âmbito da saúde mental. Época esta que designaremos como sendo o primeiro momento da Reforma Psiquiátrica: o tempo em que fomos influenciados pelos estrangeiros e, como se nos bastasse, permanecemos referidos aos saberes que importamos, fundamentalmente, da Europa e da América do Norte.

Foi importante e não há nada de condenável nisso! Pois é certo que, em parte, tais influências, sobretudo as europeias, por terem tido as grandes guerras como pano de fundo e como motor do pensamento clínico e político, nos serviram e nos servem ainda hoje à medida que estamos tratando com sujeitos que vivem estados em que sua ferida psíquica está aberta e exposta, em um campo de extrema vulnerabilidade. No hemisfério sul, vivemos em guerra todo o tempo!

Porém, aqui nas nossas guerras fazemos parte do lado de quem é colonizado pelos arrogantes do Norte (com a diferença enorme de que uns poucos são colonos-opressores e muitos são colonos-oprimidos). Estas relações de poder instauraram um limite em que se tornou cada vez mais evidente a usurpação de que lançaram mão a pequena Europa e depois, com ela, a provinciana América do Norte, ambas buscando fazer passar por universais sua forma de veridicção e sua racionalidade particulares. Assim, convencidas de serem o centro da Terra, confrontaram outros povos querendo imperar sobre todos os viventes segundo a lei do mais forte. Para estes dois conglomerados, a ordem baseada na mercadoria e sua infinita acumulação – imposta inicialmente no cenário transatlântico que traficou negros corpos-moeda a seu bel prazer – foi lavrada e deveria valer para todo o planeta.

O fato de sermos de outras latitudes determinou os limites de toda tecnologia "psi" que importamos da Espanha, da França, da Inglaterra, da Itália, dos Estados Unidos da América, do Canadá... Depois de termos américa latinizado uma porção destes produtos trazidos pelas caravelas (ou então buscados por nós mesmos, às vezes ansiosos por carregar certos espelhinhos do saber), a última década abriu o segundo momento da Reforma Psiquiátrica.

Portanto, há uma intenção nesta escolha: quando nos propusemos a reeditar este livro sem alterações foi para considerá-lo como uma espécie de registro de época e, assim, provocar mais investigações a respeito das questões que não eram pensadas naquele primeiro momento. Ao longo destes últimos dez anos, tanto a clínica do acompanhamento terapêutico, quanto da saúde mental vieram se ressignificando quando precisou pensar que concepções ainda permanecem operativas na prática clínica do acompanhamento terapêutico e que concepções mostraram seus limites e foram, ou precisam ser, reformuladas e ampliadas. Certamente no primeiro momento da Reforma Psiquiátrica não se considerou – como acontece atualmente – a necessidade de uma prática clínica sensível às dimensões que não fazem parte da experiência dos alienígenas do Norte. Durante este "antes", não esteve presente no imaginário dos "mentaleiros" a cultura dos povos da floresta – matriz primordial do continente em que vivemos –, tanto no que diz respeito às estratégias de sobrevivência e as práticas de cura quanto nas formas de produção de vida, sobretudo se considerarmos a história de dizimação destes povos originários. Somente nesta última década começaram a se fazer presentes no horizonte de nossas práticas, com a força devida, o pensamento e a voz dos povos negros – a segunda matriz deste continente – que constituíram um vasto saber a respeito da vida e da morte determinadas pela condição de opressão e pelos mecanismos de desumanização característicos da história secular de escravização das mulheres e dos homens negros, seja nas formas mais antigas, seja nas formas atualizadas do contemporâneo. Começaram a se fazer presentes as questões de gênero e todos os desdobramentos que impactam e desconstroem o entendimento das sexualidades, obrigando a psicologia e a psicanálise a reorganizarem suas teorias, suas concepções de indivíduo e de sujeito, e, por consequência, suas tecnologias de cuidado e tratamento.

Agora, apenas começam a se fazer presentes no pensamento clínico, de maneira ainda incipiente, os estudos geoecológicos que mapeiam e advertem sobre as consequências da grande divisão estabelecida pela maior parte da humanidade quando acreditou ser verdadeira uma suposta superioridade da espécie humana em relação aos outros viventes. Basta lembrarmos da recente pandemia de covid-19 vivida mundialmente para constatarmos os efeitos materiais e psíquicos desta Grande Divisão que não se importa com os efeitos entrópicos causados pelas geoecologias artificiais

orientadas exclusivamente pela reprodução industrial de animais-
-mercadoria (fabricados segundo a mesma lógica que se apossou
dos escravizados como se fossem animais-mercadoria). Reconhe-
cemos cada vez mais a necessidade de pensar cada organismo
como ecossistemas em que as espécies se co-constituem umas em
relação às outras e pensar a existência como uma interação cosmo-
política – ou nos parece que não escaparemos do fim da espécie
humana realizado por sua distopia capitalística que só age com a
vontade de acumulação infinita, como se só desejasse o suicídio.

Estas são algumas das pegadas deixadas pela década vivida
desde que se publicou o livro pela primeira vez. Lima Barreto,
Juliano Moreira, Bispo do Rosário, Frantz Fanon, Audre Lorde,
Milton Santos, Neusa Souza, Achille Mbembe, Paul B. Preciado,
Donna Haraway, Gilberto Gil, Ailton Krenak, Padre Julio Lance-
lotti, Davi Kopenawa, Mano Brown, Silvio Almeida, Jota Mom-
baça, Emicida... Até uma década atrás, estas vozes não estiveram
presentes para a Reforma Psiquiátrica e também não se eviden-
ciaram na clínica do acompanhamento terapêutico, ainda que
os tratamentos no acompanhamento terapêutico se façam a céu
aberto, sem paredes, de maneira particularmente sensível ao que
acontece no mundo. Desejamos que a leitura deste livro seja um
convite para ampliar o pensamento, a prática e a política da clínica, que intensifique nossa exposição ao Fora que está em nós.

Bibliografia

ALTHUSSER, L. *O futuro dura muito tempo*. São Paulo: Companhia das Letras, 1992.

AULAGNIER, P. *A violência da interpretação*. Rio de Janeiro: Imago, 1979.

_____. *O aprendiz de historiador e o mestre-feiticeiro*: do discurso identificante ao discurso delirante. São Paulo: Escuta, 1989.

BARRETTO, K. D. *Ética e técnica no acompanhamento terapêutico*: andanças com Dom Quixote e Sancho Pança. São Paulo: Unimarco, 1988.

BARTHES, R. *Como viver junto*. São Paulo: Martins Fontes, 2003. BLANCHOT, M. *A comunidade inconfessável*. Belém: Lumme/UnB, 2013.

CANETTI, E. *A língua absolvida*. São Paulo: Companhia das Letras, 1987.

CEPEDA, N. A. & MARTIN, M.A.F. MASP 1970: o psicodrama. São Paulo: Ágora, 2010.

CERTEAU, M. *A invenção do cotidiano*: artes de fazer. Petrópolis: Vozes, 1999; v. 1.

CESARINO, A. C. A essência do psicodrama é o coletivo. *Psi-Jornal de Psicologia/CRP-06* (Diálogos), n. 127, 2001.

CHAUI, M. *Espinosa*: uma filosofia da liberdade. São Paulo: Moderna, 1995.

CYTRYNOWICZ, M. *Criança-enfance*: uma trajetória de psiquiatria infantil. São Paulo: Narrativa Um, 2002.

DAMETTO, C. *O psicótico e seu tratamento*. Rio de Janeiro: KBR, 2012.

DELEUZE, G. *Ideia e afeto em Espinoza*. Aula proferida em 24/01/1978. Disponível em: <http://www.webdeleuze.com/php/texte.php?cle=194&groupe=spinoza&langue=5>. Acesso em: 15 fev. 2015.

_____. *Foucault*. Lisboa: Vega, 1987.

_____. *A dobra*: Leibniz e o barroco. Campinas: Papirus, 1991.

_____. Bartleby, ou a fórmula. In: *Crítica e clínica*. São Paulo: 34, 1997a.

_____. A literatura e a vida. *Op. cit.*, 1997b

EQUIPE DE ACOMPANHANTES TERAPÊUTICOS DE A CASA (Org.) *Crise e cidade*: Acompanhamento Terapêutico. São Paulo: Escuta, 1997.

ESPINOZA, B. (1677) *Ética*. Lisboa: Relógio d'água, 1992.

EVANS-PRITCHARD, A. & CLEMENTS, J. Fortuyn killed 'to protect Muslims'. *The Telegraph*. 28 mar. 2003. Disponível em: <https://bit.ly/3Ezq938>. Acesso em: 25 set. 2015.

FAVARETTO, C. *A invenção de Hélio Oiticica*. São Paulo: Edusp, 2000. FÉDIDA, P. *O sítio do estrangeiro*: a situação psicanalítica. São Paulo: Escuta, 1996.

FÉDIDA, P. *O sítio do estrangeiro*: a situação psicanalítica. São Paulo: Escuta, 1996.

FONSECA, J. S. As origens do movimento psicodramático brasileiro. In: CEPEDA, N. A. & MARTIN, M. A. F. (Org.) *MASP 1970*: o psicodrama. São Paulo: Ágora, 2010.

FOUCAULT, M. (1961) *História da loucura na Idade Clássica*. São Paulo: Perspectiva, 1978.

_____. (1976) *Em defesa da sociedade*. São Paulo: Martins Fontes, 2005.

_____. (1977) Sobre a história da sexualidade. In: *Microfísica do poder*. Rio de Janeiro: Graal, 1979.

FREUD, S. (1895) Estudios sobre la histería. In: *Obras completas*. Buenos Aires: Amorrortu, 1976, v. II.

_____. (1900) La interpretación de los suenos. *Op. cit.*, v. V.

_____. (1905) Fragmento de análisis de un caso de histería. *Op. cit.*, v. VII.

_____. (1911) O uso da interpretação dos sonhos na psicanálise. In: *Obras completas*. São Paulo: Companhia das Letras, 2011, v. X.

_____. (1912a) A dinâmica da transferência. *Op. cit.*, v. X.

_____. (1912b) Recomendações ao médico que pratica a psicanálise. *Op. cit.*, v. X.

_____. (1913) O início do tratamento. *Op. cit.*, v. X.

_____. (1914a) Recordar, repetir e elaborar. *Op. cit.*, v. X.

_____. (1914b) Introdução ao narcisismo. *Op. cit.*, v. XII.

_____. (1915) Observações sobre o amor de transferência. *Op. cit.*, v. X.

_____. (1921) Psicologia das massas e análise do eu. *Op. cit.*, v. XV.

_____. (1924) O problema econômico do masoquismo. *Op. cit.*, v. XVI.

_____. (1938) Esquema del psicoanálisis. In: *Obras completas*. Buenos Aires: Amorrortu, 1976, v. XXIII.

GHERTMAN, I. *Aproximações a uma metapsicologia freudiana da escuta*: ressonâncias a partir do campo do acompanhamento terapêutico. Dissertação de Mestrado. São Paulo: Instituto de Psicologia da Universidade de São Paulo, 2009.

HOUAISS, A. & VILLAR, M. S. *Dicionário Houaiss da Língua Portuguesa*. Rio de Janeiro: Objetiva, 2001.

JASINER, G. & WORONOWSKI, M. *Para pensar a Pichon*. Buenos Aires: Lugar, 1992.

LACAN, J. (1953) Función y campo de la palabra y del lenguaje en psicoanálisis. In: *Escritos 1*. México: Siglo Veintuno, 1981.

_____. (1956) Situación del psicoanálisis y formación del psicoanalista en 1956. *Op. cit.*

_____. (1973) *O Seminário*. Livro 11: Os quatro conceitos fundamentais da psicanálise. Rio de Janeiro: Zahar, 1979.

_____. Proposition du 9 octobre 1967: primeira versão. *Analytica*, n. 8, pp. 2-16, 1978.

LANGER, M. et al. *Memória, história y diálogo psicoanalítico*. México: Fólios, 1983.

LAPLANCHE, J. (1961) *Holderlin e a questão do pai*. Rio de Janeiro: Jorge Zahar, 1991.

LAPLANCHE, J. & PONTALIS, J.-B. (1967) *Vocabulário da psicanálise*. Lisboa, PT: Moraes, 1970.

LAWRENCE, D. H. (1923) *Walt Whitman*. Lisboa: Relógio d'água, 1994.

LAZZARATO, M. *As revoluções do capitalismo*. Rio de Janeiro: Civilização Brasileira, 2006.

LÉVINAS, E. *Ética e infinito*. Lisboa: 70, 1988.

MELO, W. *Nise da Silveira*. Rio de Janeiro: CFP/Imago, 2001.

MELVILLE, H. (1853) *Bartleby, o escriturário*: uma história de Wall Street. Rio de Janeiro: Rocco, 1986.

MEZAN, R. A transferência em Freud. In: SLAVUTZKY, A. (Org.) *Transferências*. São Paulo: Escuta, 1991.

MIRANDA, O. (Org.) *Para ler Ferdinand Tonnies*. São Paulo: Edusp, 1995a.

_____. A armadilha do objeto: o ponto de partida de Ferdinand Tonnies. In: MIRANDA, O. (Org.) *Para ler Ferdinand Tonnies*. São Paulo: EDUSP, 1995b.

NANCY, J.-L. *La communauté désoeuvrée*. Paris: Christian Bougois, 1986.

NIETZSCHE, F. (1887) *Genealogia da moral*: uma polêmica. São Paulo: Companhia das Letras, 1987.

OGDEN, T. H. *Os sujeitos da psicanálise*. São Paulo: Casa do Psicólogo, 1996.

OITICICA, H. *Aspiro ao grande labirinto*: seleção de textos (1954-1969). Rio de Janeiro: Rocco, 1986.

OURY, J. Transfert et espace du dire. *Revue L'Information Psychiatrique*, v. 59, n. 3, pp. 413-423, 1983.

_____. *Il, donc*. Vigneux: Matrice, 1998.

PELBART, P. P. A comunidade dos sem comunidade. In: *Vida capital*: ensaios de biopolítica. São Paulo: Iluminuras, 2003.

PONCE DE LÉON, N. *Maluco*: romance dos descobridores. São Paulo: Companhia das Letras, 1992.

PONTALIS, J.-B. *O amor dos começos*. Rio de Janeiro: Globo, 1988.

PORTO, M. Greta e Nonato. In: EQUIPE DE ACOMPANHANTES TERAPÊUTICOS DE A CASA (Org.) *Crise e cidade*: acompanhamento terapêutico. São Paulo: Escuta, 1997a.

_____. Quarto-Mundo. *Percurso*, ano IX, n. 18, pp. 51-58, 1997b.

_____. Une clinique du déplacement. *Chimères*, n. 43, pp. 53-64, 2001.

_____. A língua do silêncio. In: FONSECA, T. G., PELBART, P., & ENGELMAN, S. (Org.) *A vida em cena*. Porto Alegre: UFRGS, 2008.

_____. A pólis arquipélago: notas do acompanhamento terapêutico. *Psicologia & Sociedade*, n. 25, pp. 2-8, 2013.

SANTNER, E. *A Alemanha de Schreber*. Rio de Janeiro: Jorge Zahar, 1997.

SCHREBER, D. P. (1903) *Memórias de um doente de nervos*. Rio de Janeiro: Graal, 1985.

SILVEIRA, N. *O mundo das imagens*. São Paulo: Ática, 1992.

TARDE, G. (1895) Monadologia e sociologia: *hypotheses fingo*. In: *Monadologia e sociologia e outros ensaios*. São Paulo: Cosac Naify, 2007.

TOLSTÓI, L. (1869) *Guerra e paz*. Porto Alegre: L&PM, 2007.

TONNIES, F. *Gemeinschaft und Gesellschaft*. Leipzig: Fues's Verlag, 1887.

TOSQUELLES, F. *De la personne au groupe*: à propos des équipes de soins. Ramonville Saint-Agne: Érès, 2003.

TUSTIN, F. *Autismo e psicose infantil*. Rio de Janeiro: Imago, 1975.

WEBER, M. (1904) *A ética protestante e o espírito do capitalismo*. São Paulo: Pioneira, 1987.

WEBER, M. S. (1926) *Biografía de Max Weber*. México: Fondo de Cultura Económica, 1995.

WINNICOTT, D. W. (1951) Objetos transicionais e fenômenos transicionais. In: *Textos selecionados*: da pediatria à psicanálise. Rio de Janeiro: Francisco Alves, 1988.

_____. (1967) A localização da experiência cultural. *Op. cit.*

_____. (1971) *O brincar e a realidade*. Rio de Janeiro: Imago, 1975.

ZALTZMAN, N. *De la guérison psychanalytique*. Paris: PUF, 1999.

Dados Internacionais de Catalogação na Publicação (CIP) de acordo com ISBD

P853a   Porto, Maurício

Acompanhamento terapêutico / Maurício Porto. – São Paulo : n-1 edições, 2022.
220 p. ; 14cm x 21cm.

Inclui índice.
ISBN: 978-65-81097-38-7

1. Psicanálise. 2. Acompanhamento terapêutico. 3. Saúde pública. 4. Geografia afetiva. I. Santos, Anderson. II. Título.

2022-3621
CDD 150.195
CDU 159.964.2

Elaborado por Vagner Rodolfo da Silva – CRB-8/9410

Índice para catálogo sistemático:

1. Psicanálise 150.195
2. Psicanálise 159.964.2

n-1edicoes.org

v. 101c3d4